新型冠状病毒肺炎
医院感染防控工作手册

U0218934

名誉主编：金荣华

主　　编：黄　晶　崔　璨　蔡　超

编　　者：（按姓氏笔画排序）

王桂芳　王　璐　包东英　刘香玉

乔　玲　任　珍　任　静　孙桂珍

向海平　张　强　张莉莉　金荣华

郑东翔　周树丽　赵兰香　胡中杰

黄　晶　崔　璨　蔡　超　潘　娜

戴　通

中国协和医科大学出版社

图书在版编目（CIP）数据

新型冠状病毒肺炎医院感染防控工作手册/黄晶，崔璨，蔡超著 . —北京：中国协和医科大学出版社，2020.5

ISBN 978-7-5679-1535-0

Ⅰ . ①新⋯ Ⅱ . ①黄⋯ ②崔⋯ ③蔡⋯ Ⅲ . ①日冕形病毒—病毒病—肺炎—预防（卫生）—手册 Ⅳ . ①R563.101-62

中国版本图书馆 CIP 数据核字（2020）第 076487 号

新型冠状病毒肺炎医院感染防控工作手册

主　　编：黄　晶　崔　璨　蔡　超
责任编辑：顾良军

出版发行：中国协和医科大学出版社
　　　　　（北京市东城区东单三条 9 号　邮编 100730　电话 010-65260431）
网　　址：www.pumcp.com
经　　销：新华书店总店北京发行所
印　　刷：中煤（北京）印务有限公司

开　　本：889×1194　1/32
印　　张：5.375
字　　数：135 千字
版　　次：2020 年 5 月第 1 版
印　　次：2020 年 5 月第 1 次印刷
定　　价：88.00 元

ISBN 978-7-5679-1535-0

前　言

自2019年12月中旬以来，湖北省武汉市陆续出现了以发热、乏力、咳嗽、呼吸困难为主要症状的不明原因肺炎病例。

2020年1月20日，中华人民共和国国家卫生健康委员会发布公告，将新型冠状病毒感染的肺炎纳入法定传染病乙类管理，采取甲类传染病的预防、控制措施。

为提高各医疗机构对新型冠状病毒肺炎医院感染防控能力，指导各级、各类医疗机构针对不同部门、不同人员开展医院感染防控工作，降低传播风险，首都医科大学附属北京佑安医院组织编写了《新型冠状病毒肺炎医院感染防控工作手册》一书。本书分别从新型冠状病毒概述、常规预防控制措施、隔离消毒措施、防护用品使用指引以及医疗机构在应对新型冠状病毒肺炎疫情时各类医院感染防控工作流程进行描述。本书基于国家卫健委及其他卫生行政部门要求，结合医疗机构医院感染防控工作实际执行情况编写，通过文字、表格、流程图等展示手段对新型冠状病毒肺炎医院感染防控工作进行了翔实的描述，适用于各级各类医疗卫生机构参考使用。

由于编写时间仓促，内容难免存在疏漏，不当之处请批评指正。

致　谢

　　感谢北京市医院感染管理质量控制和改进中心主任武迎宏教授，在本书起草之初对结构框架给予指导，并在编纂过程中一直提供专业技术指导与支持。

　　感谢佑安肝病感染病专科医疗联盟医院感染预防与控制专业委员会，中国医院协会传染病分会医院感染预防与控制专业学组各位委员对本书内容提供的宝贵建议以及在编写出版过程中的大力支持。

　　感谢首都医科大学附属北京佑安医院全体战斗在抗疫一线的医护人员，没有你们的坚守与付出，对感控工作的信任与配合，就没有"零感染"的成果。感谢所有在抗击疫情工作中协助医院感染防控工作开展的兄弟科室，患难之中见真情，打通部门界限通力合作的战友精神是帮助我们顺利执行管理任务的铺路石。感谢院领导一直以来对感控工作的高度重视与大力支持，正是这种由上至下的感控意识，让北京佑安医院成为一支在面对新发、突发传染病疫情时"招之能来，来之能战，战之能胜"的队伍。

目 录

第一部分 基础部分

第二部分　医院感染管理要求

第三部分 医院感染防控工作流程

第一部分　基础部分　PART ONE

第一章
新型冠状病毒肺炎概述、病原及诊疗

第一节　新型冠状病毒肺炎概述

新型冠状病毒肺炎（Corona Virus Disease-19，COVID-19），简称"新冠肺炎"，是由2019新型冠状病毒（2019-nCoV，后国际病毒分类委员会将其命名为SARS-CoV-2）感染导致的肺炎。

2019年12月，湖北省武汉市陆续发现了多例新型冠状病毒肺炎患者，随着疫情的蔓延，我国其他地区及境外也相继发现了此类病例。2020年1月20日，中华人民共和国国家卫生健康委员会发布公告，将新型冠状病毒肺炎纳入法定传染病乙类管理，采取甲类传染病的预防、控制措施。

2020年2月11日，世界卫生组织将新型冠状病毒肺炎命名为Corona Virus Disease-19（COVID-19）。

第二节　新型冠状病毒病原学特点

一、病原形态及分离培养特点

新型冠状病毒属于β属的新型冠状病毒，有包膜，颗粒呈圆形或椭圆形，常为多形性，直径60~140nm。基因特征与SARS-CoV和MERS-CoV有明显区别。目前研究显示与蝙蝠SARS样冠状病毒（bat-SL-CoVZC45）同源性达85%以上。体外分离培养时，新型冠状病毒96h左右即可在人呼吸道上皮细胞内发现，而在Vero E6和Huh-7细胞系中分离培养约需6天。

二、病原理化特性

对冠状病毒理化特性的认识多来自对SARS-CoV和MERS-CoV的研究。病毒对紫外线和热敏感，56℃ 30min、乙醚、75%乙醇、含氯消毒剂、过氧乙酸和氯仿等脂溶剂均可有效灭活病毒，氯己定不能有效灭活病毒。

第三节 新型冠状病毒肺炎流行病学特征

一、传染源

目前所见传染源主要是新型冠状病毒感染的患者。无症状感染者也可能成为传染源。

二、传播途径

经呼吸道飞沫和密切接触传播是主要的传播途径。在相对封闭的环境中长时间暴露于高浓度气溶胶情况下存在经气溶胶传播的可能。由于在粪便及尿中可分离到新型冠状病毒，应注意粪便及尿对环境污染造成气溶胶或接触传播。

三、易感人群

人群普遍易感。

第四节 新型冠状病毒肺炎临床表现、诊断及治疗原则

一、临床表现

（一）潜伏期

基于目前的流行病学调查，潜伏期1~14天，多为3~7天。

（二）临床症状

以发热、乏力、干咳为主要表现。少数患者伴有鼻塞、流涕、咽痛、肌痛和腹泻等症状。重型患者多在发病一周后出现呼吸困难和/或低氧血症，严重者快速进展为急性呼吸窘迫综合征、脓毒症休克、难以纠正的代谢性酸中毒和出凝血功能障碍及多器官功能障碍等。值得注意的是，重型、危重型患者病程中可为中低热，甚至无明显发热。部分儿童及新生儿病例症状可不典型，表现为呕吐、腹泻等消化道症状或仅表现为精神弱，呼吸急促。轻型患者仅表现为低热、轻微乏力等，无肺炎表现。多数患者预后良好，少数患者病情危重。老年人和有慢性基础疾病者预后较差。患有新型冠状病毒肺炎的孕产妇临床过程与同龄患者相近。儿童病例症状相对较轻。

（三）实验室检查

1. 一般检查

发病早期外周血白细胞总数正常或减少，淋巴细胞计数减少，部分患者可出现肝酶、乳酸脱氢酶（LDH）、肌酶和肌红蛋白增高；部分危重者可见肌钙蛋白增高。多数患者C反应蛋白（CRP）和血沉升高，降钙素原正常。严重者D-二聚体升高、外周血淋巴细胞进行性减少。重型、危重型患者常有炎症因子升高。

2. 病原学及血清学检查

（1）病原学检查：采用RT-PCR或/和NGS方法在鼻咽拭子、痰和其他下呼吸道分泌物、血液、粪便等标本中可检测出新型冠状病毒核酸。检测下呼吸道标本（痰或气道抽取物）更加准确。标本采集后尽快送检。

（2）血清学检查：新型冠状病毒特异性IgM抗体多在发病3~5天后开始出现阳性，IgG抗体滴度恢复期较急性期有4倍及以上增高。

（四）胸部影像学

早期呈多发小斑片影及间质性改变，以肺外带明显。进而发展为双肺多发磨玻璃影、浸润影，严重者可出现肺实变，胸腔积液少见。

二、诊断

（一）疑似病例

结合下述流行病学史和临床表现综合分析：

1. 流行病学史

（1）发病前14天内有武汉市及周边地区，或其他有病例报告社区的旅行史或居住史；

（2）发病前14天内与新型冠状病毒感染者（核酸检测阳性者）有接触史；

（3）发病前14天内曾接触过来自武汉市及周边地区，或来自有病例报告社区的发热或有呼吸道症状的患者；

（4）聚集性发病（2周内在小范围如家庭、办公室、学校班级等场所，出现2例及以上发热和/或呼吸道症状的病例）。

2. 临床表现

（1）发热和/或呼吸道症状；

（2）具有上述新型冠状病毒肺炎影像学特征；

（3）发病早期白细胞总数正常或降低，淋巴细胞计数正常或减少。

有流行病学史中的任何一条，且符合临床表现中任意2条。无明确流行病学史的，符合临床表现中的3条。

（二）确诊病例

疑似病例同时具备以下病原学证据之一者：

1. 实时荧光RT-PCR检测新型冠状病毒核酸阳性；

2. 病毒基因测序显示与已知的新型冠状病毒高度同源；

3. 血清新型冠状病毒特异性IgM抗体和IgG抗体阳性；血清新型冠状病毒特异性IgG抗体由阴性转为阳性或恢复期较急性期4倍及以上升高。

三、治疗

（一）治疗场所

疑似及确诊病例应在具备有效隔离条件和防护条件的定点医院隔离治疗，疑似病例应单人单间隔离治疗，确诊病例可多人收治在同一病室。危重型病例应当尽早收入ICU治疗。

（二）治疗方案

临床上应以对症支持治疗和针对并发症的治疗为主，注意水、电解质平衡，维持内环境稳定。根据病情监测血常规、CRP、血氧饱和度等各项指标，根据血氧饱和度变化及时给予有效的氧疗措施。避免盲目或不恰当使用抗菌药物治疗，尤其应避免联合使用广谱抗菌药物，如有继发细菌感染证据时及时应用抗菌药物。重症病例在对症治疗基础上，积极防治并发症，治疗基础疾病，预防继发感染，必要时及时给予器官功能支持。中医药治疗可根据症候辨证施治。

第二章
新型冠状病毒肺炎常规预防控制措施

第一节 常规预防控制措施

新型冠状病毒肺炎常规预防控制措施适用于本病疑似或确诊病例，基于世界卫生组织（WHO）于2020年1月发布的《新型冠状病毒感染疑似患者医疗照护期间感染预防和控制指南》，结合中华人民共和国卫生和健康委员会及其他卫生行政管理部门公布的相关要求及技术指南，提出新型冠状病毒肺炎常规预防控制措施，主要包括：

一、预检分诊、早期识别及源头控制

预检分诊指的是在患者就诊时系统评估所有患者，早期识别新型冠状病毒疑似感染者，并能立即在一个单独的区域将疑似感染者隔离。为达到早期识别疑似感染者的目的，医疗机构可参照以下措施执行：

1. 通过培训、教育等方式提升医务人员对疑似感染者的警觉性；

2. 医疗机构应在门、急诊分别设立相对独立、标识明确的预检分诊处，配备接受过培训的分诊人员；

3. 按照最新的病例定义对就诊患者进行排查；

4. 在公共区域张贴醒目标识，提醒有症状的患者及时告知医务人员。

加强手卫生和呼吸卫生是防控措施的关键。

初步排除疑似感染者后，再到相应的科室就诊。如果不能排除新型冠状病毒感染，应将患者引导至感染性疾病科或发热门诊就诊并进行进一步排查，同时提醒患者及陪诊人员佩戴医用外科口罩，可在方便位置提供口罩或售卖设备。

各科室的医师在接诊过程中，应严格落实首诊负责制，对来诊的患者进行传染病预检筛查。未设置感染性疾病科或发热门诊的医疗机构，应告知患者到就近设有发热门诊的医疗机构就诊。

二、严格落实标准预防措施

标准预防措施包括手卫生、呼吸卫生、经过风险评估选用恰当的个人防护用品（PPE）、安全注射、正确的医疗废物处理及医用织物处理、环境清洁以及患者使用设备的消毒。

1. 正确执行呼吸道卫生相关措施。

（1）患者在咳嗽或打喷嚏时，用纸巾或手肘内侧遮住鼻子和嘴；

（2）在公共区域/候诊区为新型冠状病毒疑似感染者提供医用外科口罩；

（3）接触呼吸道分泌物后执行手卫生。

2. 医务人员可参照WHO规定的"手卫生五时刻"执行手卫生，分别为：接触患者前、进行清洁/无菌操作前、暴露于患者的血液/体液后、接触患者后、接触患者周围环境后。

（1）手卫生包括流动水洗手和使用含醇速干手消毒剂清洁双手；

（2）当手部没有明显污染时，优先选用含醇速干手消毒剂；

（3）当手部有明显可见的污染时，应使用流动水及皂液清洁双手。

3. 合理、正确并坚持使用PPE。防护用品的防护效果，很大程度上取决于充足的供应、充分的使用方法培训、正确执行手卫生以及良好的个人行为习惯。

4. 正确的环境管理。用水和清洁剂彻底清洁环境表面，并使用常用消毒剂，如次氯酸钠进行消毒。同时，对医疗器械、设备、医用织物、餐饮用具和医疗废物按照相应规范进行处置。

三、对新型冠状病毒疑似感染者执行经验性的额外防护措施（包括飞沫、接触及可能产生气溶胶的防护措施）

1. 接触及飞沫预防措施

（1）所有人员在进入疑似或确诊新型冠状病毒患者的房间前，除采用标准预防措施外，还应采用接触和飞沫防护措施；

（2）患者应被安置在通风良好的单人间，如不具备单间病房时，可将新型冠状病毒肺炎确诊患者安置在同一病房，疑似病例应单间隔离；

（3）在可能的情况下，应设定一组医疗照护人员专门照护疑似或确诊患者，以减少传播风险；

（4）医疗照护人员应在标准预防前提下，根据风险评估结果使用医用外科口罩、医用防护口罩、护目镜或防护面屏、连体防护服、一次性隔离衣、手套、靴套或鞋套等PPE；

（5）在完成对患者的诊疗操作后，应正确脱摘PPE，并进行手卫生。在对不同患者进行诊疗操作时，应更换新的PPE；

（6）对每位患者使用一次性或专用设备，必须共用的设备，应在每个患者使用之前对其进行清洁和消毒；

（7）除非医疗需要，避免让患者离开其房间或所在区域，尽量使用床旁检测或诊断设备，如确需要转运，应使用预定的转运路线以最大限度减少与工作人员、其他患者和人员的暴露，让患者佩戴口罩；

（8）确保运送患者的医疗照顾人员按照上述规定正确执行手卫生，并穿戴恰当的PPE；

（9）在患者到达之前，尽早通知接收患者的区域，以便准备相关的防护措施；

（10）对患者接触过的设备、设施表面进行清洁和消毒；

（11）限制与新型冠状病毒肺炎的疑似、确诊病例的医疗照护人员、家属及其他探视人员数量；

（12）对所有进入患者病室的人员进行登记。

2. 气溶胶预防措施

在进行某些可能产生气溶胶的操作（如气管插管、气管切开、吸痰、无创通气、支气管镜检查等）时，医疗照护人员应确保：

（1）在通风良好的环境或在换气次数不低于12次/小时的负压隔离病房内进行操作，使用机械通风时，应控制气流方向；

（2）在标准预防基础上，加穿预防气溶胶感染的PPE，主要包括医用防护口罩、连体防护服、一次性防水隔离衣、手套、护目镜或防护面屏，有条件可选用全面型呼吸防护器。

四、实施行政管理措施

行政管理措施包括但不限于：建立专门的感染防控基础设施和行为规范；医疗照护人员的宣教；建立新型冠状病毒感染早期识别的规章制度；确保实验室能快速完成病原体的检查；加强患者就诊管理，尽量减少患者的拥挤；为有症状的患者提供专用候诊区；适当隔离住院患者；保证PPE供应充足；确保所有医疗照护人员都遵守感染防控的策略和程序。

与医疗照护工作人员相关的行政措施：

1. 对医疗照护工作人员提供充分足够的培训；

2. 保证足够的医患比；

3. 在医疗照护工作人员中建立可能因新型冠状病毒引起急性呼吸道感染的监测程序；

4. 确保医疗照护工作人员和工种了解及时就诊的重要性；

5. 监督医疗照护工作人员遵守标准预防措施，并根据实际情况对措施不断完善。

五、环境及工程控制措施

医疗照护机构的基础设施控制旨在保证机构内所有区域的良好通风及环境卫生，足够的空间距离和充分通风有助于减少病原体的传播。

环境清洁和消毒必须遵循正确的原则和规范的程序：

日常清洁消毒：在日常清洁消毒基础之上，适当增加病区和诊室通风及空气消毒频次。

终末清洁消毒：推荐采用有效浓度的高水平消毒剂进行喷雾→擦拭→再喷雾→通风。能耐受高水平消毒剂的医疗设备可采用擦拭及喷雾法消毒。污染的医用织物可先用高水平消毒剂浸泡、消毒，达到作用时间后，按照常规清洗。

按照《医疗机构消毒技术规范》，做好医疗器械、污染物品、物体表面、地面等的清洁消毒。在诊疗过程中产生的医疗废物，应根据《医疗废物处理条例》和《医疗卫生机构医疗废物管理办法》有关规定处置和管理。

第二节　管理传染源

早期发现传染源是开展传染病预防控制工作的基础，对感染者个体及未感染的其他人群均非常重要。对于新型冠状病毒肺炎，传染源主要是新型冠状病毒感染的患者。无症状感染者也可能成为传染源。

加强新型冠状病毒肺炎患者早期识别、落实对疑似/确诊患者的管理、医院职工症状体征监测。

一、加强预检筛查、尽早发现可疑感染者

医疗机构开展预检分诊工作，各科室医师严格执行落实首诊负责制，对来诊患者进行传染病预检筛查，对就诊患者测量体温，询问是否有咳嗽、腹泻、呼吸困难等症状体征，并询问流行病学史，包括发病前14天内有武汉及周边地区，或其他有病例报告社区的旅居史、发病前14天内与新型冠状病毒感染者有接触史、发病前14天内曾接触过来自武汉市及周边地区或来自有病例报告社区的发热或有呼吸道症状的患者、聚集发病等情况，如有异常应引导至感染性疾病科或发热门诊就诊。没有设置感染性疾病科或发热门诊的医疗机构，医务人员有责任告知患者到就近设有发热门诊的医疗机构就诊。

1. 预检分诊要求

（1）门诊切实落实预检分诊制度，设置醒目的预检分诊点，相对独立，通风良好，流程合理，具有消毒隔离条件。

（2）预检发现的存在发热或其他感染表现的患者由预检分诊工作人员引导至感染性疾病科或发热门诊就诊，没有设置感染性疾病科或发热门诊的医疗机构，应告知患者到附近设有发热门诊的医疗机构就诊。

（3）配备一次性外科口罩、体温计、洗手设施或快速手消毒液、预检分诊患者基本情况登记表等。

（4）病情允许情况下，患者应佩戴一次性外科口罩或医用防护口罩。

（5）预检分诊医务人员规范防护，每次接触患者后立即执行手卫生。

2. 发热门诊要求

（1）标识明显，留观患者单间隔离，患者病情允许时戴外科口罩或医用防护口罩，限制活动。

（2）配备数量充足，符合要求的消毒用品和防护用品。

（3）做好患者接诊及隔离观察工作，切实落实首诊医生负责制度，严格筛查病例，发现符合疑似病例时应当立即报告医务部门，经院内专家会诊后，立即按程序报告。

（4）首诊医生提高对新型冠状病毒肺炎病例的诊断和报告意识，对于不明原因发热、咳嗽等症状病例，注意询问流行病学史。

二、落实对疑似/确诊患者的管理

1. 隔离分区

（1）保证隔离区域通风良好，设置清洁区、潜在污染区、污染区，标识清楚。

（2）病房尽量减少进入隔离病区医务人员的数量和停留时间。

（3）患者病情允许带一次性外科口罩或医用防护口罩，仅限于病房内活动。

（4）疑似患者单间隔离，确诊患者可多人置于同一病房，床间距大于1米。

（5）严格探视制度，不设陪护，严禁探视。

2. 患者管理

（1）应当对疑似/确诊患者及时进行隔离，并按照医院指定路线由专人引导进入隔离病区。

（2）患者如病情允许，应戴一次性外科口罩或医用防护口罩，并采取相应的隔离防护措施，避免疾病的传播，对患者进行咳嗽礼仪及手卫生宣教。

（3）疑似病例应当单间隔离，确诊病例可以同时安置于多人房间，床间距大于1米，患者活动原则上限制在隔离病房内。

（4）患者转出、离开后所涉及的各临床科室（包括放射科等医技科室或其他辅助科室等），对诊室、病房、使用过的器具进行终末消毒。

（5）患者产生的生活垃圾按照感染性废物规范处置。

三、解除隔离标准

体温恢复正常3天以上、呼吸道症状明显好转，肺部影像学显示炎症明显吸收，连续两次呼吸道病原核酸检测阴性（采样时间间隔至少1天），可解除隔离出院或根据病情转至相应科室治疗其他疾病。

四、终末消毒

患者转出、离开相应诊区，出院或死亡后，对患者所在区域、病室、使用过的器具等进行终末消毒。

第三节　切断传播途径

新型冠状病毒主要的传播途径是经呼吸道飞沫和接触传播。气溶胶、消化道、母婴等传播途径尚未明确。

新型冠状病毒对紫外线和热敏感，56℃ 30min、乙醚、75%乙醇、含氯消毒剂、过氧乙酸和氯仿等脂溶剂均可有效灭活病毒，氯己定不能有效灭活病毒。虽然新型冠状病毒对理化因子抗力较弱，但在外界环境以及排泄物、分泌物中有一定的存活力，且感染方式可经空气通过呼吸道传播、接触被病毒污染的物品接触传播等多种方式，因此在切断新型冠状病毒肺炎传播途径方面，需做好相应消毒处置。

一、环境清洁消毒

1. 基本要求

随时消毒：有传染源存在时对其排出的病原体可能污染的环境和物品及时进行的消毒。在日常清洁消毒基础之上，适当增加病区和诊室通风及空气消毒频次。

终末消毒：传染源离开疫源地后进行的彻底消毒。推荐采用有效浓度的高水平消毒剂（含氯消毒剂、过氧化物消毒剂等）进行全面喷雾→作用30min→常规擦拭清洁消毒→再喷雾→作用30min→通风。

能耐受高水平消毒剂的医疗设备可采用擦拭及喷雾法消毒。污染的医用织物可先用高水平消毒剂浸泡、消毒，达到作用时间后，按照常规清洗。

按照《医疗机构消毒技术规范》，做好医疗器械、污染物品、物体表面、地面等的清洁消毒。在诊疗过程中产生的医疗废物，应根据《医疗废物处理条例》和《医疗卫生机构医疗废物管理办法》有关规定处置和管理。

2. 消毒范围

（1）预检分诊

医疗机构的预检分诊点或分诊台应根据本机构预检分诊的人流量和患者特点对分诊台和所有物品进行随时清洁消毒。流量相对较少的机构至少4次/日；人流量大的，特别是暴露于疑似/确诊患者或有流行病学史的人员后，应酌情增加清洁消毒频次。

（2）发热门诊与确诊病室

发热门诊随时清洁消毒也应根据本机构的诊量和患者特点，随时清洁不少于4次/日，暴露于确诊患者或有流行病学史的人员后应及时进行终末消毒。

（3）转运车

转运疑似/确诊患者后及时进行终末消毒。

（4）放射科

①病人检查后，感染疾病科医生或护士指导，检查床及周围表面使用消毒剂喷雾消毒，作用30min；技术员对控制台进行常规物表消毒。

②全体人员离开后，放射科技术员打开紫外线灯对检查室进行消毒，消毒时间>30min。消毒后，开放大门10min后方可进行后续检查。

（5）医学观察区域

收容医学观察的区域参照医疗机构日常环境清洁消毒要求进行。

二、医务人员防护

1. 严格落实标准预防

医疗机构工作人员应严格落实标准预防措施。标准预防是指基于患者血液、体液、分泌物（不包括汗液）、排泄物、非完整皮肤和黏膜均可能含有感染性因子的原则，为降低医院感染发生风险所采取的一组防控措施，包括手卫生、使用PPE、咳嗽礼仪等。

2. 根据所在区域、拟开展的诊疗风险等综合评估，选择合适的防护用品

采取飞沫隔离、接触隔离和空气隔离防护措施，根据不同暴露风险，采取适宜的个人防护：

（1）暴露风险分级

①低风险：间接接触患者，如导诊、问诊，普通门诊和病房查房等。

②中风险：直接接触患者，如查体、穿刺、注射等；（建议有黏膜或体腔接触的查体，无体液喷溅风险的有创操作，

如超声引导下乳腺穿刺、深静脉穿刺等）。

③高风险：有血液、体液、分泌物等喷溅或可能产生气溶胶的操作或手术等，如咽拭子采集、吸痰、口腔护理、气管插管、无创通气、气管切开、心肺复苏、插管前手动通气和内镜检查等。

（2）防护用品选择

①低风险操作：工作服或加穿隔离衣、医用外科口罩、工作帽、手卫生。

②中风险操作：工作服并加穿隔离衣、医用外科口罩/医用防护口罩、工作帽、防护面屏/护目镜、手套、手卫生。

③高风险操作：医用防护服（一次性）、隔离衣、医用防护口罩、工作帽、防护面屏/护目镜、双层手套、手卫生。操作应当在通风良好的房间内进行，房间中人数限制在患者所需护理和支持的最低数量。

三、严格落实手卫生

医务人员可参照WHO规定的"手卫生五时刻"执行手卫生，分别为：接触患者前、进行清洁/无菌操作前、暴露于患者的血液/体液后、接触患者后、接触患者周围环境后。

1. 手卫生包括流动水洗手和使用含醇速干手消毒剂清洁双手。

2. 当手部没有明显污染时，优先选用含醇速干手消毒剂。

3. 当手部有明显可见的污染时，应使用流动水及皂液清洁双手。

第四节　保护易感人群

对于新型冠状病毒肺炎，人群普遍易感。老年人及有基础疾病者感染后病情较重，儿童及婴幼儿也有发病。

新型冠状病毒肺炎目前没有疫苗，也没有特效抗病毒药物。在医疗机构中如何保护易感人群不受感染是首要任务。

一、医务人员症状监测

医务人员每日接受体温监测及感染症状体征排查，对出现发热或有可疑感染症状体征的医务人员及时进行调查，并根据流行病学调查情况及现病史，确定是否需要进行进一步检查、治疗或隔离。

二、合理调休

新型冠状病毒肺炎流行期间，医务人员高强度工作容易导致免疫功能下降，更易发生感染。合理的排班调休可保证相关人员得到合理休息，避免工作负荷过强，从而有效避免免疫力下降引发的感染风险上升。

三、开展全员防护培训

依据岗位职责确定针对不同人员的培训内容，重点培训高风险科室，如发热门诊、内科门诊、儿科门诊、急诊、ICU和呼吸病房的医务人员，确保其熟练掌握新型冠状病毒感染的防控知识、方法与技能，从而达到保护医务人员的目的。

四、做好人员防护

医疗机构应当规范消毒、隔离和防护工作，储备质量合格、数量充足的防护物资，确保医务人员尤其是发热门诊、急诊等重点科室个人防护到位。

五、适当减少医院出入口

适当减少医院出入口，严格落实所有进入医院人员的体温监测措施。发热人员及时引导到发热门诊等场所排查，禁止发热人员进入病房探视。调整优化就诊流程，避免出现交叉感染。

六、合理膳食

保证医务人员平衡饮食，均衡摄入热量、蛋白质、维生素、矿物质等，多吃蔬菜、水果，勤喝水，杜绝接触进食野生动物。

七、健康的心理状态

应将心理危机干预纳入疫情防控整体部署，减轻疫情所致的心理伤害。

第三章
新型冠状病毒肺炎隔离要求

第一节 隔离技术

隔离技术是指将传染源传播者和高度易感人群安置在指定地点和特殊环境中，暂时避免和周围人群接触。对传染病人采取传染源隔离，切断传染途径；对易感人群采取保护性隔离。

一、传染病区隔离单位的设置

传染病区与普通病区分开并远离食堂、水源和其他公共场所，相邻病区楼房相隔大约30m，侧面防护距离10m，以防止空气对流传播。病区设有工作人员与病人分别进出的门。病区内配设必要的卫生、消毒设备。

1. 以病人为隔离单位：每个病人有独立的环境与用具，与其他病人及不同病种间进行隔离。

2. 以病室为隔离单位：同一病种病人安排在同一病室区，但病原体不同者，应分室收治。

3. 凡未确诊、或发生混合感染、重、危病人具有强烈传染性者应住单独隔离室。

二、工作区的划分及隔离要求

1. 清洁区未被病原微生物污染的区域。如医护办公室、治疗室、配餐室、更衣室、值班室等场所以及病区以外的地区，如食堂、药房、营养室等。隔离要求：病人及病人接触过的物品不得进入清洁区；工作人员接触病人后需执行手卫生、脱去隔离衣及鞋方可进入清洁区。

2. 半污染区有可能被病原微生物污染的区域。如走廊、检验室、消毒室等。隔离要求：病人或穿着隔离衣的工作人员通过走廊时，不得接触墙壁、家具等；各类检验标本有一定的存放盘和架，检验完的标本及容器等应严格按要求分别处理。

3. 污染区病人直接或间接接触的区域。如病房、病人洗手间等。隔离要求：污染区的物品未经消毒的处理，不得带到他处；工作人员进入污染区时，务必穿隔离衣、戴口罩、帽子，必要时换隔离鞋；离开前脱隔离衣、鞋，并消毒双手。

三、隔离的分类

1. 呼吸道隔离：是对病原体经呼吸道传播的疾病所采取的隔离方法。具体措施包括：

（1）将同种疾病的病人安置在一室，病室通向走廊的门窗关闭，出入随手关门。

（2）接触病人须戴口罩、帽子，穿隔离衣。

（3）病人的口、鼻分泌物需消毒处理。

（4）注意病室的通风换气，每晚进行紫外线灯照射或者过氧乙酸喷雾消毒。

（5）条件允许宜放置在负压病房。

2. 接触隔离：是对病原体经皮肤或黏膜进入体内的传染病所采取的隔离方法。具体措施包括：

（1）最好分室居住。

（2）密切接触病人时须穿隔离衣，工作人员的手或皮肤有破损者应避免做伤口换药或护理等操作，必要时戴橡胶手套。

（3）被伤口分泌物或皮肤脱屑所污染的物品器械，敷料等须严格消毒处理。

（4）病人接触过的一切污染物品，应先灭菌再清洁。

3. 保护性隔离：是对某些免疫特别低下或易感染的病人所采取的具体相应措施的隔离方法。适用于严重烧伤、早产儿、血液病、骨髓移植、肾移植等。具体措施包括：

（1）病人单独隔离。

（2）接触病人须清洗双手，甚至消毒双手，戴帽子，穿隔离衣裤及隔离鞋。

（3）病室内每天用消毒液擦拭病室内所有家具地面；每日用紫外线进行空气消毒1~2次，每次60min。

（4）尽量减少入室人员，医护人员患呼吸道疾病或咽部带菌者应避免接触病人。

（5）条件允许，宜放置在正压病房。

第二节　不同区域隔离措施

一、发热门诊

1. 发热门诊应设置在院内独立区域，原则上应为独立建筑，具备独立出入口，便于患者转运，与普通门（急）诊隔离，且与其他建筑、公共场所应保持不少于20米的间距，并遵循《医院隔离技术规范》（WSIT 311—2009）、《综合医院建筑设计规范》（GB 51039—2014）、《新型冠状病毒感染的肺炎传染病应急医疗设施设计标准》（T/CECS661 G 2020）等国家标准设计建立。设置发热门诊的，医院门口和门诊大厅要设立醒目的发热门诊告示，其内容要包括接诊范围、方位、行走线路及注意事项等。院区内应有引导患者到达发热门诊的明确指示标识。

2. 发热门诊建筑布局和工作流程应当符合《医院隔离技术规范》等有关要求。与其他专业门（急）诊应完全分隔，做到空气气流互不相通，通风系统独立设置。污染区、半污染区和清洁区，三区划分明确，面积应满足日常诊疗工作及生活需求，三区相互无交叉，并有醒目标志。应设置患者专用出入口和医务人员专用通道，并应增设清洁物品和污染物品出入口。设备间通道应设置在清洁区，各通道出入口应设有醒目标志。

3. 发热门诊内应尽量采用自然通风，自然通风不良的情况下，应安装足够的机械通风设施，进行强制排风。发热门诊业务用房应保持所有外窗可开启，室内空气保持流通。发热门诊的空调系统应独立设置，禁止使用下列空调系统：循环回风的空气空调系统；既无新风也无开窗通风换气的水—空气空调系统；既不能开窗又无新风和排风系统的空调系统；绝热加湿装置空调系统。设中央空调系统的，各区应独立设置。发热门诊设全新风系统、不设空调系统的，应确保自然通风。使用中央空调的应调整气流方向，使气流从清洁区到半污染区，再到污染区，污染区域内应保持负压。每周应对空调系统清洗消毒1~2次，对空调冷却水集中收集，消毒后排放。

4. 清洁区设置发热门诊工作人员办公室、值班室、更衣间、浴室、卫生间、库房等。潜在污染区设置发热门诊治疗室、消毒室等。污染区设置独立的挂号、收费、药房区域，可通过信息化手段和自助便捷服务技术实现自助服务；设置单独候诊区，保证候诊区域面积达到传染病防控标准，并加强通风，必要时可加装机械通风、空气净化等设施；设置诊室，应不少于2间，同时以此次新冠肺炎疫情期间24小时最大接诊量为基准，超过120人次，每增加60人次增加设置1间诊室，并按照传染病防控要求设计诊室设施，诊室尽量设置室外门，有独立电话保持联系；设置抢救室、输液观察室，具体数量可根据实际需求确定。设置隔离观察室，应不少于

2间，同时以此次新冠肺炎疫情期间24小时最大接诊量为基准，超过60人次，每增加30人次增加设置1间隔离观察室，并带独立卫生间；医院应根据学科特色和临床需求设置负压病房和负压手术室，但不限于在发热门诊区域；设置独立的检验科，检验科应能完成血常规、尿常规、便常规、生化等常规检查，及血气分析、BNP、TNT等急诊快速检测项目；医院应本着资源共享、充分利用、合理调配的原则，设置独立的PCR实验室，但不限于在发热门诊区域；按照放射防护标准设立放射科，并做到专机专用；设置患者卫生间、污物间等。

5. 配备符合要求、数量充足的医务人员防护用品，发热门诊出入口应当设有速干手消毒剂等手卫生设施。医务人员开展诊疗工作应当执行标准预防。要正确佩戴医用外科口罩或医用防护口罩，戴口罩前和摘口罩后应当进行手卫生。进出发热门诊和留观病房，严格按照医务人员穿脱防护用品的流程要求，正确穿脱防护用品。

6. 医务人员应当掌握新型冠状病毒感染的流行病学特点与临床特征，按照诊疗规范进行患者筛查，对疑似或确诊患者立即采取隔离措施并及时报告。

7. 发热门诊的污水、污物等废弃物应严格消毒，确保符合《医疗废物管理条例》《医疗卫生机构医疗废物管理办法》《医疗机构污水排放要求》《医院消毒技术规范》等卫生法规、规范、标准的要求。建议发热门诊的污水单独成道，便于特殊传染病患者排泄物做特殊处理后，再汇入医院整体污水收集处理系统。发热门诊内应设置专用消毒室，并配置必备消毒设施。应配置气溶胶消毒设施，可配置空气消毒净化设施，各业务用房必须安装紫外线灯，配备非手触式洗手装置、纱窗纱门、防虫防鼠等消毒隔离和卫生设施。患者转出后按《医疗机构消毒技术规范》进行终末处理。

8. 医疗机构应当为患者及陪同人员提供口罩并指导其正确佩戴。

二、急诊

1. 落实预检分诊制度，引导发热患者至发热门诊就诊，制定并完善重症患者的转出、救治应急预案并严格执行。

2. 合理设置隔离区域，满足疑似或确诊患者就地隔离和救治的需要。

3. 医务人员严格执行预防措施，做好个人防护和诊疗环境的管理。实施急诊气管插管等感染性职业暴露风险较高的诊疗措施时，应当按照接治确诊患者的要求采取预防措施。

4. 诊疗区域应当保持良好的通风并定时清洁消毒。

5. 采取设置等候区等有效措施，避免人群聚集。

三、普通病区（房）

1. 应当设置应急隔离病室，用于疑似或确诊患者的隔离与救治，建立相关工作制度及流程，备有充足的应对急性呼吸道传染病的消毒和防护用品。

2. 病区（房）内发现疑似或确诊患者，启动相关应急预案和工作流程，按规范要求实施及时有效隔离、救治和转诊。

3. 疑似或确诊患者宜专人诊疗与护理，限制无关医务人员的出入，原则上不探视；有条件的可以安置在负压病房。

4. 不具备救治条件的非定点医院，应当及时转到有隔离和救治能力的定点医院。等候转诊期间对患者采取有效的隔离和救治措施。

5. 患者转出后按《医疗机构消毒技术规范》对其接触环境进行终末处理。

四、收治疑似或确诊新型冠状病毒肺炎患者的病区（房）

1. 建筑布局和工作流程应当符合《医院隔离技术规范》等有关要求，并配备符合要求、数量合适的医务人员防护用品。设置负压病区（房）的医疗机构应当按相关要求实施规范管理。

2. 对疑似或确诊患者应当及时采取隔离措施，疑似患者和确诊患者应当分开安置；疑似患者进行单间隔离，经病原学确诊的患者可以同室安置。

3. 在实施标准预防的基础上，采取接触隔离、飞沫隔离和空气隔离等措施。具体措施包括：

（1）进出隔离病房，应当严格执行《医院隔离技术规范》《医务人员穿脱防护用品的流程》，正确实施手卫生及穿脱防护用品。

（2）应当制定医务人员穿脱防护用品的流程；制作流程图和配置穿衣镜。配备熟练感染防控技术的人员督导医务人员防护用品的穿脱，防止污染。

（3）用于诊疗疑似或确诊患者的听诊器、体温计、血压计等医疗器具及护理物品应当专人专用。若条件有限，不能保障医疗器具专人专用时，每次使用后应当进行规范的清洁和消毒。

4. 重症患者应当收治在重症监护病房或者具备监护和抢救条件的病室，收治重症患者的监护病房或者具备监护和抢救条件的病室不得收治其他患者。

5. 严格探视制度，原则上不设陪护。若患者病情危重等特殊情况必须探视的，探视者必须严格按照规定做好个人防护。

6. 按照《医院空气净化管理规范》规定，进行空气净化。

五、解除隔离标准

解除隔离和出院标准：体温恢复正常3天以上、呼吸道症状明显好转，肺部影像学显示炎症明显吸收，连续两次呼吸道病原核酸检测阴性（采样时间间隔至少1天），可解除隔离出院或根据病情转至相应科室治疗其他疾病。

第三节　个人防护用品执行标准以及主要技术参数

1. 中国口罩主要执行标准及适用范围

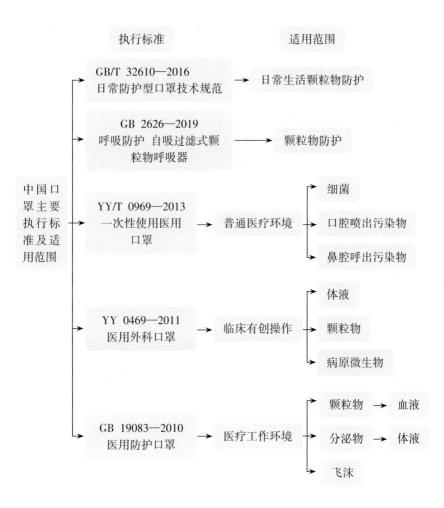

2. 三种医用口罩主要参数对比

	一次性使用医用口罩	医用外科口罩	医用防护口罩
标准号	YY/T 0969—2013	YY 0469—2011	GB 19083—2010
使用环境	普通医疗环境	临床有创操作	医疗工作环境
阻隔颗粒	口腔/鼻腔呼出/喷出的污染物等	防止病原微生物/血液/体液/颗粒物等直接透过	阻隔空气中的颗粒物/飞沫/血液/体液/分泌物等
阻隔颗粒大小	3μm细菌气溶胶	3μm细菌气溶胶	0.3μm NaCl气溶胶
细菌过滤效率（%）	≥95	≥95	/
颗粒过滤效率（%）	/	≥30	≥95
通气阻力（L/min）	8	8	85
合成血穿透阻力（mmHg）	/	120	80

3. 国内外医用外科口罩/医用防护口罩执行标准

口罩类型		中国	美国	欧洲	日本	韩国	国际标准组织	其他国家
医用外科口罩	执行标准	YY 0469—2011	ASTM F2100-Ⅱ标准 level 2 或level 3	EN 14683+Type ⅠR/ ⅡR	JIS T 8062: 2010	KS K ISO 226 09	ISO 22609: 2005	/
医用防护口罩	执行标准	GB 19083—2010	NIOSH认证 N95/N99+Fluid resistant（美国CDC认证）；ASTM F1862 美国CDC认证	EN149: 2001+A1-2009FFP2、FFP3；EN146 83 Type ⅡR	JIS T 8060、8061、8062、8151	KS K ISO 226 09	ISO 22609: 2005	满足以下两个核心指标：1. 颗粒过滤 >95% 2. fluid resistant >120mmHg

4. 国内外防护服执行标准

防护用品		中国	美国	欧洲	日本	韩国	国际标准组织	其他国家
医用防护服	执行标准	GB 19082—2009	ASTM F1670；ASTM F1671/F1671M	EN 14126+ Type 4（B）/ EN 14605 以上	通过JIS T 8060 8061 8062 测试 标注「人工血液バリア性・ウイルスバリア性 クラス2・クラス3」	KS K ISO 22609	ISO 22609: 2004	/

第四章
新型冠状病毒肺炎消毒要求

第一节　新型冠状病毒的理化特性

新型冠状病毒对紫外线和热敏感，56℃ 30min、乙醚、75%乙醇、含氯消毒剂、过氧乙酸和氯仿等脂溶剂均可有效灭活病毒，氯己定不能有效灭活病毒。

第二节　消毒原则

一、范围和对象

根据流行病学调查结果确定现场消毒的范围、对象和时限。病例（疑似病例、确诊病例）和感染者（轻症病例、无症状感染者）居住过的场所，如家庭、医疗机构隔离病房、转运工具等应进行随时消毒，在病例出院或死亡后，轻症病例或无症状感染者核酸检测阴转后均应进行终末消毒。

二、消毒方法选择

1. 医疗机构应尽量选择一次性诊疗用品，非一次性诊疗用品应首选压力蒸汽灭菌，不耐热物品可选择化学消毒剂或低温灭菌设备进行消毒或灭菌。

2. 环境物体表面可选择含氯消毒剂、二氧化氯等消毒剂擦拭、喷洒或浸泡消毒。

3. 手、皮肤建议选择有效的消毒剂，如碘伏、含氯消毒剂和过氧化氢消毒剂等手皮肤消毒剂或速干手消毒剂擦拭消毒。

4. 室内空气消毒可选择过氧乙酸、二氧化氯、过氧化氢等消毒剂喷雾消毒或紫外线消毒。

5. 所用消毒产品应符合国家卫生健康部门管理要求。

三、消毒措施

1. 随时消毒

随时消毒是指对病例（疑似病例、确诊病例）和感染者（轻症病例、无症状感染者）污染的物品和场所及时进行的消毒处理。患者居住过的场所如家庭、医疗机构隔离病房、医学观察场所以及转运工具等，患者排出的污染物及其污染的物品，应做好随时消毒，消毒方法参见终末消毒。有人条件下，不建议喷洒消毒。患者隔离的场所可采取排风（包括自然通风和机械排风）措施，保持室内空气流通。每日通风2~3次，每次不少于30min。

有条件的医疗机构应将患者安置到负压隔离病房，疑似病例应进行单间隔离，确诊病例可多人安置于同一房间。非负压隔离病房应通风良好，可采取排风（包括自然通风和机械排风），也可采用循环风空气消毒机进行空气消毒。无人条件下还可用紫外线对空气进行消毒，用紫外线消毒时，可适当延长照射时间到1h以上。医护人员和陪护人员在诊疗、护理工作结束后应洗手并消毒。

2. 终末消毒

终末消毒是指传染源离开有关场所后进行彻底的消毒处理，应确保终末消毒后的场所及其中的各种物品不再有病原体的存在。终末消毒对象包括病例（疑似病例、确诊病例）和感染者（轻症病例、无症状感染者）排出的污染物（血液、分泌物、呕吐物、排泄物等）及其可能污染的物品和场所，不必对室外环境（包括空气）开展大面积消毒。病例和感染者短暂活动过的无明显污染物的场所，无需进行终末消毒。

第三节 空气消毒

空气消毒常用的有物理和化学消毒法，物理消毒多用于日常随时消毒，终末消毒多采用化学消毒法，如病人出院后应用化学法进行终末消毒。用化学法进行空气消毒时，应于无人情况下进行。

一、病房有人的情况下可采用的消毒方法

1. 循环风紫外线空气消毒机消毒：该机有高强度低臭氧紫外线杀菌灯、初效过滤器、高效过滤器和活性炭系统组成，循环风量每小时应达到消毒空间体积的8~12倍，消毒环境中的臭氧浓度低于0.16mg/m³，对人体安全，故可以在有人的房间中进行消毒。

2. 病房内使用独立的空调机时，应对冷凝水进行消毒处理，可将冷凝水集中收集，排入含有消毒剂的容器内，使容器内冷凝水中有效氯的浓度达到500mg/L。亦可将冷凝水直接引入到医院的污水处理系统中进行消毒处理。

二、无人情况下可采用的消毒方法

1. 紫外线消毒：可选用产生臭氧的紫外线灯，以利用紫外线和臭氧的协同作用。一般按每立方米空间装紫外线灯瓦数≥1.5W计算出装灯数。若需要紫外线灯兼有表面消毒和空气消毒的双重作用，可将其安装在待消毒表面上方1m处。不考虑表面消毒的房间，可吸顶安装。也可采用活动式紫外线

灯照射。上述各种方式使用的紫外线灯，照射时间一般为30~60min，每天2~3次。

2. 化学消毒剂熏蒸或喷雾消毒：可用15%过氧乙酸按7ml/m³用量，放置瓷罐或玻璃器皿中加热熏蒸时间2h。亦可用2%过氧乙酸溶液按8ml/m³的量，使用气溶胶喷雾的方法消毒1h。也可用汽化过氧化氢消毒机使用35%过氧化氢溶液进行室内空气终末消毒。消毒前应关闭门窗，消毒结束后进行通风换气。

3. 臭氧空气消毒机消毒：由管式、板式和沿面放电式臭氧发生器产生臭氧的空气消毒机均可选用。要求达到臭氧浓度≥20mg/m³，在相对湿度（Rh）≥70%条件下，消毒时间≥30min。消毒时，人员必须离开房间。消毒后待房间内闻不到臭氧气味时方可进入（大约在关机后40min）。

第四节　物体表面消毒

一、地面、墙壁消毒方法

有肉眼可见污染物时，应先完全清除污染物再消毒。无肉眼可见污染物时，可用1000mg/L的含氯消毒液或500mg/L的二氧化氯消毒剂擦拭或喷洒消毒。地面消毒先由外向内喷洒一次，喷药量为100~300ml/m²，待室内消毒完毕后，再由内向外重复喷洒一次。消毒作用时间应不少于30min。

二、常见物体表面消毒方法

诊疗设施设备表面以及床围栏、床头柜、家具、门把手、家居用品等有肉眼可见污染物时，应先完全清除污染物再消毒。无肉眼可见污染物时，用1000mg/L的含氯消毒液或500mg/L的二氧化氯消毒剂进行喷洒、擦拭或浸泡消毒，作用30min后清水擦拭干净。

第五节　其他消毒方法

一、患者血液、分泌物、呕吐物和排泄物

少量污染物可用一次性吸水材料（如纱布、抹布等）沾取5000～10000mg/L的含氯消毒液（或能达到高水平消毒的消毒湿巾/干巾）小心移除。

大量污染物应使用含吸水成分的消毒粉或漂白粉完全覆盖，或用一次性吸水材料完全覆盖后用足量的5000～10000mg/L的含氯消毒液浇在吸水材料上，作用30min以上（或能达到高水平消毒的消毒干巾），小心清除干净。清除过程中避免接触污染物，清理的污染物按医疗废物集中处置。患者的排泄物、分泌物、呕吐物等应有专门容器收集，用含20000mg/L含氯消毒剂，按粪、药比例1：2浸泡消毒2h。

清除污染物后，应对污染的环境物体表面进行消毒。盛放污染物的容器可用含有效氯5000mg/L的消毒剂溶液浸泡消毒30min，然后清洗干净。

二、衣服、被褥等纺织品

在收集时应避免产生气溶胶，建议均按医疗废物集中焚烧处理。无肉眼可见污染物时，若需重复使用，可用流通蒸汽或煮沸消毒30min；或先用500mg/L的含氯消毒液浸泡30min，然后按常规清洗；或采用水溶性包装袋盛装后直接投入洗衣机中，同时进行洗涤消毒30min，并保持500mg/L的有效氯含量；贵重衣物可选用环氧乙烷方法进行消毒处理。

三、病人用过的餐（饮）具

病人餐（饮）具应专用，用过后应单独消毒处理。一次性餐具是用过后焚烧处理。反复使用的餐具的消毒首选物理消毒方法。如流通蒸汽消毒20min（温度为100℃）；煮沸消毒15~30min；使用远红外线消毒碗柜，温度达到125℃，维持15min。对不具备热力消毒的单位或不能使用热力消毒的食饮具可采用化学消毒法。如用有效氯含量为250~500mg/L的含氯消毒液浸泡消毒30min，消毒后清水冲洗干燥保存备用。

四、病人病历和病人用过的纸张、信件、书报等的消毒

推荐使用电子病历。纸制病历不能带入污染区，被污染的病历消毒最好用环氧乙烷熏蒸。可将被消毒物品置消毒柜中，在温度为54℃，相对湿度80%条件下，用环氧乙烷气体（800mg/L）消毒4~6h。病人用过的纸张、信件、书报等可采用过氧乙酸气体熏蒸，方法同空气消毒。无应用价值的纸张、信件、书报做焚烧处理。

五、病人的生活垃圾和医用废弃物的消毒

医疗卫生机构收治的新型冠状病毒感染病人或者疑似病人产生的生活垃圾，以及医疗机构诊疗垃圾均应装于医疗废物包装袋，按照医疗废物进行管理和处置。存放容器必须加盖，避免造成污染。存放垃圾的容器和场所每日应进行消毒，可使用有效氯含量为2000mg/L的消毒剂溶液、过氧乙酸含量为0.5%的消毒剂溶液喷洒，作用30min消毒后，再用流动水冲洗净。

六、呼吸治疗装置的消毒

呼吸治疗装置在使用前应进行灭菌或高水平消毒。建议

尽量使用一次性外管道，重复使用的各种管道使用后，应立即用有效氯含量为2000mg/L消毒剂溶液浸泡30min后再清洗，然后进行灭菌或消毒处理。呼吸回路、呼气封闭盒应按照产品说明进行处理。

七、医疗用品的消毒

诊疗用品，如血压计、听诊器、体温计等应专人专用。体温计使用后可即用有效氯1000mg/L消毒液浸泡30min，听诊器、血压计等物品，每次使用后应即用75%乙醇擦拭消毒。呼气封闭盒可拆卸后压力蒸汽灭菌。

八、病人用过的床垫

可用床单位消毒机进行消毒。将需要消毒床垫、被褥放入专用的聚氯乙烯塑料袋中，开启床单位消毒机，先抽气10~20min，排除袋内空气后通入臭氧气体20~30min，使其浓度达到300~600mg/m³，然后维持30min，可使床单位中的被褥、床垫内部及表面均达到消毒要求。

九、手的消毒

参与现场工作的所有人员均应加强手卫生措施，可选用有效的含醇速干手消毒剂，特殊条件下，也可使用含氯或过氧化氢手消毒剂；有肉眼可见污染物时应使用洗手液在流动水下洗手，然后消毒。

十、皮肤、黏膜消毒

皮肤被污染物污染时，应立即清除污染物，再用一次性吸水材料沾取0.5%碘伏或过氧化氢消毒剂擦拭消毒3min以上，使用清水清洗干净；黏膜应用大量生理盐水冲洗或0.05%碘伏冲洗消毒。

十一、污水处理

特殊情况可以适当增加消毒剂投放量，使总余氯量 $\geq 6.5mg/L$。

十二、病人尸体的处理

患者死亡后，要尽量减少尸体移动和搬运，应由经培训的工作人员在严密防护下及时进行处理。用3000~5000mg/L的含氯消毒剂或0.5%过氧乙酸棉球或纱布填塞病人口、鼻、耳、肛门、气管切开处等所有开放通道或创口；用浸有消毒液的双层布单包裹尸体，装入双层尸体袋中，由民政部门派专用车辆直接送至指定地点尽快火化。

第二部分　医院感染管理要求 *PART TWO*

第五章
新型冠状病毒肺炎流行期间各区域、部门、科室医院感染防控建议及防护用品使用指引

为有效防控新型冠状病毒肺炎疫情扩散，指导临床医务人员采取科学有效的防护措施，降低医务人员感染性疾病职业暴露风险，同时减少医用防护用品供需矛盾突出问题，结合肺炎机制发〔2020〕20号《关于印发不同人群预防新型冠状病毒感染口罩选择与使用技术指引的通知》、《关于印发新型冠状病毒感染不同风险人群防护指南和预防新型冠状病毒肺炎口罩使用指南的通知》、国卫办医函〔2020〕106号《国家卫生健康委办公厅关于印发新型冠状病毒肺炎防控中居家隔离医学观察感染防控指引（试行）的通知》、国卫办医函〔2020〕98号《国家卫生健康委办公厅关于加强疫情期间医用防护用品管理工作的通知》等文件要求，结合医院各区域、部门、科室接诊患者感染情况、操作种类、可能发生感染性疾病暴露的风险等级综合评估，制定新型冠状病毒肺炎疫情期间各区域、部门、科室口罩选择及使用指引。

一、适用范围

本指引适用于新型冠状病毒肺炎流行期间医院各部门人员PPE选用及医院感染防控建议。

二、基本要求及原则

严格落实标准预防原则，并根据医疗操作可能的传播风险做好个人防护、手卫生、环境管理、物体表面清洁消毒和

医疗废物管理等医院感染控制工作，降低医院感染发生风险。

（一）标准预防原则：是指基于患者血液、体液、分泌物（不包括汗液）、排泄物、非完整皮肤和黏膜均可能含有感染性因子的原则，为降低医院感染发生风险所采取的一组防控措施。包括手卫生、使用PPE、咳嗽礼仪等。

（二）标准预防应用：做好诊区、病区（房）的环境管理的基础上，根据工作中暴露的风险，规范科学的选择防护用品，严格落实《医务人员手卫生规范》等感染控制措施的要求。

三、分级防护

采取飞沫隔离、接触隔离和空气隔离防护措施，根据不同暴露风险，采取不同优先等级的个人防护。

（一）暴露风险分级

1. 低风险：间接接触患者，如导诊、问诊，普通门诊和普通病房等。

2. 中风险：直接接触患者，如查体、穿刺、注射等。

3. 高风险：有血液、体液、分泌物等喷溅或可能产生气溶胶的操作或手术等，如咽拭子采集、吸痰、口腔护理、气管插管、无创通气、气管切开、心肺复苏、插管前手动通气和内镜检查等。

（二）防护用品选择

1. 低风险操作：工作服、医用外科口罩、根据情况选择一次性工作帽、手卫生。

2. 中风险操作：工作服并加穿隔离衣、医用外科口罩/医用防护口罩、工作帽、防护面屏/护目镜、手套、手卫生。

3. 高风险操作：医用防护口罩、工作帽、连体防护服、隔离衣、双层手套、防护面屏/护目镜（产气溶胶操作可选全面型呼吸防护器）、靴套/鞋套、手卫生。

（三）防护用品用量及测算方法

通过人员和诊疗流程的变化，综合评估临床诊疗需求、科学流程、人员数量以及防护需求等因素，测算防护物资的使用量，因为防护用品有遇到污染随时更换的情况，所以防护用品数量可以在此基础上浮10%~20%。

每日需防护用品数量=（医护人员防护用品需更换频次×当日在岗医务人员数）×1.2

四、不同人员防护用品使用指引

见附表：新型冠状病毒肺炎流行期间各区域、部门、科室PPE使用指导原则表。

新型冠状病毒肺炎流行期间各区域、部门、科室
个人防护用品（PPE）使用指导原则表

优先等级	风险等级	人群及场景	防护要求
优先级	极高风险	为新冠患者进行产生气溶胶的操作，如气管插管、电动吸痰	工作服、工作帽、医用防护口罩、医用防护服、隔离衣、靴套/鞋套、双层乳胶手套、全面型呼吸防护器
优先级	极高风险	为新冠患者进行可能产生喷溅的操作，如手术、产房	工作服、工作帽、医用防护口罩、医用防护服、隔离衣、靴套/鞋套、双层乳胶手套、全面型呼吸防护器
一级	高风险	发热门诊	工作服、工作帽、医用防护口罩、医用防护服、靴套/鞋套、乳胶手套、护目镜/防护面屏，必要时加穿隔离衣和外层乳胶手套
一级	高风险	新冠隔离病区医护人员	工作服、工作帽、医用防护口罩、医用防护服、靴套/鞋套、乳胶手套、护目镜/防护面屏，必要时加穿隔离衣和外层乳胶手套

优先等级	风险等级	人群及场景	防护要求
一级	高风险	新冠实验室工作人员（应急实验室、科研实验室）以及其他实验室处理新冠标本时	工作服、工作帽、医用防护口罩、医用防护服、靴套/鞋套、乳胶手套、护目镜/防护面屏，穿隔离衣和外层乳胶手套
一级	高风险	为新冠病人进行辅助检查人员（B超、心电图、放射科等）	工作服、工作帽、医用防护口罩、医用防护服、靴套/鞋套、乳胶手套、护目镜/防护面屏，必要时加穿隔离衣和外层乳胶手套
		新冠病区医废转运人员	工作服、工作帽、医用防护口罩、医用防护服、胶靴、乳胶手套/橡胶手套、护目镜/防护面屏，必要时加穿隔离衣
		进入新冠病区的消毒员	工作服、工作帽、医用防护口罩、医用防护服、胶靴、乳胶手套/橡胶手套、护目镜/防护面屏，必要时加穿隔离衣
		进入新冠病区污染区的工作人员（维修、保洁、尸体处理等）	工作服、工作帽、医用防护口罩、医用防护服、鞋套、乳胶手套/橡胶手套、护目镜/防护面屏，必要时加穿隔离衣
二级	中风险	急诊科	工作服、工作帽、医用外科口罩，必要时穿隔离衣，戴护目镜/防护面屏
		普通门诊	工作服、工作帽、医用外科口罩，必要时穿隔离衣，戴护目镜/防护面屏
		五官科门诊	工作服、工作帽、医用外科口罩，必要时穿隔离衣，戴护目镜/防护面屏

续表

优先等级	风险等级	人群及场景	防护要求
二级	中风险	妇产科门诊	工作服、工作帽、医用外科口罩，必要时穿隔离衣，戴护目镜/防护面屏
		普通内科病房	工作服、工作帽、医用外科口罩，必要时穿隔离衣，戴护目镜/防护面屏
		普通外科病房	工作服、工作帽、医用外科口罩，必要时穿隔离衣，戴护目镜/防护面屏
		妇产科病房	工作服、工作帽、医用外科口罩，必要时穿隔离衣，戴护目镜/防护面屏
		介入科病房	工作服、工作帽、医用外科口罩，必要时穿隔离衣，戴护目镜/防护面屏
		其他普通病房	工作服、工作帽、医用外科口罩，必要时穿隔离衣，戴护目镜/防护面屏
		门急诊、住院收费窗口	工作服、工作帽、医用外科口罩，必要时穿隔离衣，戴护目镜/防护面屏
		门、急诊药房	工作服、工作帽、医用外科口罩，必要时穿隔离衣，戴护目镜/防护面屏
		临检中心窗口	工作服、工作帽、医用外科口罩，必要时穿隔离衣，戴护目镜/防护面屏
		预检分诊处	工作服、工作帽、医用外科口罩，必要时穿隔离衣，戴护目镜/防护面屏

续表

优先等级	风险等级	人群及场景	防护要求
二级	中风险	筛查病房	工作服、工作帽、医用防护口罩，必要时穿隔离衣，戴护目镜/防护面屏
		新冠标本转运人员	工作服、工作帽、医用防护口罩，隔离衣，橡胶手套
		医疗废物暂存处工作人员	工作服、工作帽、医用外科口罩，隔离衣、胶靴，橡胶手套
		负责高压灭菌的工作人员	工作服、工作帽、医用外科口罩，隔离衣、胶靴，橡胶手套
三级	低风险	行政管理科室	工作服、一次性医用口罩
		后勤保障人员	工作服、一次性医用口罩
		服务大队	工作服、一次性医用口罩
		食堂	工作服、一次性医用口罩
		保安	工作服、一次性医用口罩
		保洁（不进入隔离区）	工作服、一次性医用口罩
		其他人员	工作服、一次性医用口罩

第六章
新型冠状病毒肺炎流行期间高风险诊疗操作前新型冠状病毒筛查及防控工作要求

为加强对门急诊及住院患者风险评估分级，拟开展高风险诊疗操作患者对新型冠状病毒进行诊前强制筛查，并严格执行医院感染防控要求。

一、加强患者风险评估，严格落实高风险操作患者诊前筛查

根据患者拟进行诊疗操作风险等级进行分级，分为低、中、高三个风险等级，仅需普通问诊或间接诊疗的归为低风险等级，需要查体等诊疗操作的归为中风险等级，需要接触患者呼吸道分泌物、可能暴露于患者血液、体液或产气溶胶操作的归为高风险等级。高风险等级患者在进行诊疗前对新型冠状病毒进行强制筛查，筛查方式可结合患者症状体征、血常规、新型冠状病毒核酸检测以及肺部影像学检测综合判断，无感染新型冠状病毒相关表现的才可进行高风险操作。

二、筛查结果未回报前，全部按照疑似病例处理

拟进行高风险操作患者新型冠状病毒筛查结果未回报前，原则上不进行高风险诊疗操作，如确因病情需要进行高风险诊疗操作时，均按新型冠状病毒肺炎疑似病例处置，落实标准预防措施基础上，根据可能暴露于患者血液、体液、分泌物的风险，选择相应的PPE并正确穿脱。

如患者使用呼吸机辅助通气、因病情原因需要进行气管插管、气管切开、吸痰等可能产生气溶胶的状态或操作时，在患者新型冠状病毒筛查结果未回前，应单间隔离，尽量减少接诊患者医务人员的数量与医务人员进入患者病室的频率，进入病室均按照三级防护要求穿戴PPE。诊疗环境严格清洁消毒，医疗废物正确处理。如筛查结果回报阳性，及时通知医院感染管理部门指导后续诊疗及防控工作开展。

附：高风险诊疗操作患者诊前新型冠状病毒筛查及防控工作流程（见下页）

高风险诊疗操作患者诊前新型冠状病毒筛查及防控工作流程

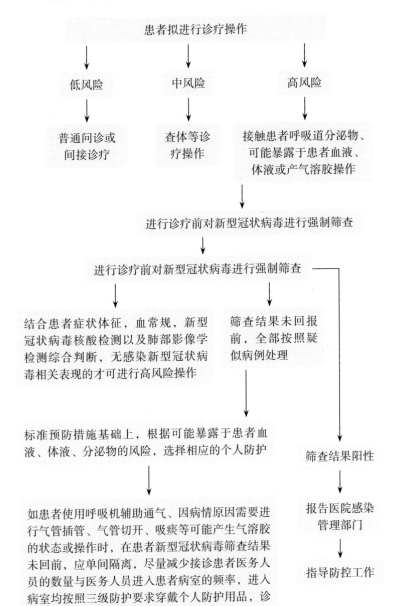

患者拟进行诊疗操作

低风险 → 普通问诊或间接诊疗

中风险 → 查体等诊疗操作

高风险 → 接触患者呼吸道分泌物、可能暴露于患者血液、体液或产气溶胶操作

进行诊疗前对新型冠状病毒进行强制筛查

进行诊疗前对新型冠状病毒进行强制筛查

结合患者症状体征，血常规，新型冠状病毒核酸检测以及肺部影像学检测综合判断，无感染新型冠状病毒相关表现的才可进行高风险操作

筛查结果未回报前，全部按照疑似病例处理

标准预防措施基础上，根据可能暴露于患者血液、体液、分泌物的风险，选择相应的个人防护

筛查结果阳性

如患者使用呼吸机辅助通气、因病情原因需要进行气管插管、气管切开、吸痰等可能产生气溶胶的状态或操作时，在患者新型冠状病毒筛查结果未回前，应单间隔离，尽量减少接诊患者医务人员的数量与医务人员进入患者病室的频率，进入病室均按照三级防护要求穿戴个人防护用品，诊疗环境严格清洁消毒，医疗废物正确处理

报告医院感染管理部门

指导防控工作

第七章
新型冠状病毒肺炎医院感染风险管理

第一节 新型冠状病毒肺炎流行期间各区域、部门、科室清洁消毒指引及消毒用品使用指南

为有效防控新型冠状病毒肺炎疫情扩散，规范医院消毒用品的管理，使临床应用有效的消毒剂，确保医疗安全，给患者提供优质的医疗环境，同时减少医院消毒用品供需矛盾突出问题，根据WS/T 367—2012《医疗机构消毒技术规范》和《北京市新型冠状病毒肺炎消毒指南》要求，结合医院各区域、部门、科室接诊患者情况、可能发生的污染，制定医院新型冠状病毒肺炎疫情期间各区域、部门、科室清洁消毒指引及消毒用品使用指南，请全院各相关部门人员参照执行。

一、适用范围

全院职工。

二、工作程序

（一）管理要求

1. 医院感染控制管理专业委员会负责对全院使用的消毒产品进行监督管理。

2. 医院感染管理部门按照国家有关规定，负责对全院消毒产品的购入进行监督把关，对其储存和使用进行监督、检查和指导，存在问题及时汇报医院感染控制管理专业委员会。

3. 采购部门应根据临床需要及医院感染控制管理专业委员会对消毒产品选购的审定意见进行采购，按照国家有关规定，查验必要的证件，确保进货产品的质量，并按有关要求进行登记。

4. 危险材料和危险物品的采购、使用、保管、相关人员的培训及人员安全的监测管理参照保卫处制定的相应制度执行。

5. 各使用科室应准确掌握消毒产品的使用范围、方法、注意事项等，发现问题及时报告医院感染管理部门。

6. 使用科室对使用中的消毒剂定期进行化学监测，并按要求登记；医院感染管理部门定期进行生物监测，结果反馈各科室。

7. 根据消毒学发展的最新动态及研究成果，使用科室引进新的消毒产品时，需要提前向医院感染管理部门申请，由医院感染管理部门负责产品审批。

（二）监督管理

1. 医院感染管理部门负责对采购中心及库房消毒产品的索证、货品查验进行监督管理，确保消毒产品质量过关。

2. 医院感染管理部门负责对全院消毒用品的使用、贮存进行监督管理，纳入医院感染防控督查细则。

3. 消毒产品为诊疗工作所需，严禁贪污浪费，不得挪作他用。若有私自挪用行为，一经查实，将削减该科室消毒用品供应量，由此导致消毒用品需求不能满足部分，由科室自行承担。消毒产品用量测算可参考以下公式：每日需空气消毒剂毫升数=每立方米空气消毒剂使用毫升数×需消毒空间立方米数×每日消毒频次；每日地面/墙面/物表需消毒剂毫升数=每平方米地面/墙面/物表消毒剂使用毫升数×需消毒地面/墙面/物表面积×每日消毒频次。

（三）申领流程

1. 与新冠收治相关的科室以周为时间单位向后勤库房提

出申领需求，医院感染管理部门审核通过后，由后勤库房给予发放。

2. 其他科室原则上按照领用计划领用消毒用品。如有特殊领用情况需向医院感染管理部门提交申请，医院感染管理部门审核通过后，由后勤库房给予发放。

附件

附件1：新型冠状病毒肺炎流行期间环境、物表清洁消毒指引

附件2：新型冠状病毒肺炎流行期间医疗器械的消毒指引

附件3：新型冠状病毒肺炎流行期间几种主要消毒剂使用方案

附件1　新型冠状病毒肺炎流行期间环境、物表清洁消毒指引

范围/方法/风险 科室	物表 消毒方式 含氯消毒剂	物表 消毒方式 75%酒精	物表 消毒方式 消毒湿巾	物表 频次 发现疑似病例随时消毒	物表 频次 ≥4次/天	物表 频次 ≥2次/天	地面 含氯消毒剂浓度 500mg/L	地面 含氯消毒剂浓度 1000mg/L	地面 含氯消毒剂浓度 2000mg/L	地面 清洁 ≥2次/天	地面 消毒频次 遇污染随时消毒	地面 消毒频次 ≥4次/天	地面 消毒频次 ≥2次/天	空气 消毒方式 开窗通风	空气 消毒方式 紫外线	空气 消毒方式 过氧乙酸熏蒸	空气 消毒方式 气化过氧化氢/喷雾	空气 消毒方式 空气消毒机	空气 频次 ≥2次/天	空气 频次 有疑似病例随时消毒30min/天	空气 作用时间 ≥1小时	医务人员手 手术室/产房/介入手术室入手术前 流动水洗手	卫生手消毒	外科手消毒	微生物 流动水洗手	卫生手消毒	外科手消毒	手部有血液等可见污染时 流动水洗手	卫生手消毒	外科手消毒
高度风险区 预检分诊	▲	△	△	▲	▲		▲	△		▲	▲	▲		△	△	▲/★	△/★	▲/★	▲	▲	▲				▲	△		▲	△	
高度风险区 发热筛查门诊	▲	△	△	▲	▲		▲	△		▲	▲	▲		△	▲	△/★	△/★	▲/★	▲	▲	▲				▲	△		▲	△	
高度风险区 新冠隔离病房	▲	△	△	▲	▲		▲	△		▲	▲	▲		△	△	▲/★	▲/★	▲/★	▲	▲	▲				▲	△		▲	△	
高度风险区 急诊	▲	△	△	▲	▲		▲	△		▲	▲	▲		△	▲	▲/★	△/★	▲/★	▲	▲	▲				▲	△		▲	△	

续表

科室	物表 频次		物表 消毒方式			物表 含氯消毒剂浓度			地面 清洁	地面 消毒频次	地面 含氯消毒剂浓度			空气 消毒方式			空气 消毒频次		空气 作用时间	医务人员手 手部没有肉眼可见污染时			医务人员手 手部有血液等可见污染时/可能接触肠道病菌、肠道病毒等对速干手消毒剂不敏感的病原微生物时			医务人员手 手术室/产房介入手术室手术前		
	≥2次/天 >4次/天	发现疑似病例随时消毒	含氯消毒剂	75%酒精	消毒湿巾	500 mg/L	1000 mg/L	2000 mg/L	≥2次/天 >4次/天	遇污染时随时消毒	500 mg/L	1000 mg/L	2000 mg/L	开窗通风	紫外线	过氧乙酸熏蒸/过氧化氢蒸喷雾/气化过氧化氢消毒机	≥2次/天	有疑似病例随时消毒	≥30min~1小时	流动水洗手	卫生手消毒	外科手消毒	流动水洗手	卫生手消毒	外科手消毒	流动水洗手	卫生手消毒	外科手消毒
新冠实验室	▲	▲	▲	△	△		△		▲	▲	▲	△		△	▲	△/★	▲	▲	▲	▲	△		▲	△				
筛查病房	▲	▲	▲	△	△		△		▲	▲	▲	△		△	▲	△/★	▲	▲	▲	▲	△		▲	△				
手术室	▲	▲	▲	△	△		△		▲	▲	▲	△		△	▲	△/★	▲	▲	▲	▲	△		▲	△		▲		▲
产房	▲	▲	▲	△	△		△		▲	▲	▲	△		△	▲	△/★	▲	▲	▲	▲	△		▲	△		▲		▲

（高度风险区）

续表

范围/方法风险/科室	物表·频次·≥2次/天	物表·频次·发现疑似病例随时消毒	物表·消毒方式·含氯消毒剂	物表·消毒方式·75%酒精	物表·消毒方式·消毒湿巾	物表·含氯消毒剂浓度·500/1000/2000 mg/L	清洁·消毒频次·≥2次/天 ≥4次/天	清洁·消毒频次·遇污染随时消毒	地面·含氯消毒剂浓度·500/1000/2000 mg/L	地面·开窗通风	空气·消毒方式·紫外线	空气·消毒方式·过氧乙酸熏蒸/喷雾	空气·消毒方式·气化过氧化氢消毒机	空气·频次·≥2次/天	空气·频次·有疑似病例随时消毒	空气·作用时间·≥1小时/随30 min 消毒	手术室/产房/介入手术室手术前·流动水洗手	手术室/产房/介入手术室手术前·外科手消毒	手术室/产房/介入手术室手术前·卫生手消毒	接触对速干消毒剂不敏感的病原微生物时·流动水洗手	接触对速干消毒剂不敏感的病原微生物时·外科手消毒	接触对速干消毒剂不敏感的病原微生物时·卫生手消毒	手部有血液等可见污染时/可能接触核菌、肠道病等·流动水洗手	手部有血液等可见污染时/可能接触核菌、肠道病等·卫生手消毒	手部没有肉眼可见污染时·外科手消毒	手部没有肉眼可见污染时·卫生手消毒
介入手术室	▲	▲	▲	△	△	△	▲	▲	▲	△	▲	△/★	△/★	▲	▲	▲	▲	▲	▲	▲	▲	▲	▲	△	▲	△
高度风险区 放射科(新冠)	▲	▲	▲	△	△	△	▲	▲	▲	△	▲	△/★	△/★	▲	▲	▲				▲	▲	▲	▲	▲	▲	△
标本采集室	▲	▲	▲	△	△	△	▲	▲	▲	△	▲	△/★	△/★	▲	▲	▲				▲	▲	▲	▲	▲	▲	△

医务人员手（洗手时机:洗手五时刻）

续表

范围/方法 风险/科室	物表						地面				空气								医务人员手 （洗手时机：洗手五时刻）												
	频次		消毒方式			含氯消毒剂浓度	清洁	消毒频次		含氯消毒剂浓度	消毒方式				频次		作用时间		手术室/产房/介入手术室手术前			手部有血液等可见污染时			可能接触梭菌、肠道病等对速干消毒剂不敏感的病原微生物时			手部没有肉眼可见污染时		
	≥2次/天	发现疑似病例随时消毒	含氯消毒剂	75%酒精	消毒湿巾	500/1000/2000 mg/L	≥2次/天	≥4次/天	遇污染随时消毒	500/1000/2000 mg/L	开窗通风	紫外线	过氧乙酸熏蒸/喷雾	气化过氧化氢消毒机	有疑似病例≥2次/天	随时消毒	≥1小时	30min	流动水洗手	卫生手消毒	外科手消毒	流动水洗手	卫生手消毒	外科手消毒	流动水洗手	卫生手消毒	外科手消毒	流动水洗手	卫生手消毒	外科手消毒
高度风险区 新冠医疗废物袋外表面		◀	◀	△	△	△																									
疑似确诊区		◀	◀	△	△	△																									
标本转运箱		◀	◀	△	△	△																									
转运车		◀	◀	△	△	△					△	△	△	△	△	◀		◀		◀	△		◀	△		◀	△		△	◀	

续表

范围/方法/风险/科室	物表							地面					空气								医务人员手（洗手时机：洗手五时刻）							
	频次		消毒方式			含氯消毒剂浓度	清洁	清洁	消毒频次			含氯消毒剂浓度	消毒方式				频次		作用时间		手术室/产房/介入手术室手术前		接触患者前/对速干手消毒剂不敏感的病原微生物时		可能接触血液等可见污染时		手部有血液等肉眼可见污染时	
	≥2次/天	发现疑似病例时随时消毒	含氯消毒剂	75%酒精	消毒湿巾	500 1000 2000 mg/L			≥2次/天	≥4次/天	遇污染时随时消毒	500 1000 2000 mg/L	开窗通风	紫外线	过氧乙酸熏蒸/喷雾	气化过氧化氢消毒机	有疑似病例随时消毒	≥2次/天	≥30min	≥1小时	流动水洗手	外科手消毒	流动水洗手	卫生手消毒	流动水洗手	卫生手消毒	流动水洗手	外科手消毒
普通门诊	▲	▲	▲	△	△	△	△	▲	▲	▲	▲	△	△	▲	△	△	△	▲	▲				▲	△	▲	△	▲	△
普通病房	▲	▲	▲	△	△	△	△	▲	▲	▲	▲	△/★	△	▲	△	△	△	▲	▲				▲	△	▲	△	▲	△
中度风险区 留观室	▲	▲	▲	△	△	△	△	▲	▲	▲	▲	△/★	△	▲	△	△	△	▲	▲				▲	△	▲	△	▲	△
卫生间	▲	▲	▲			△	△	▲	▲	▲	▲	△	△	▲	△	△	△	▲	▲				▲	△	▲	△	▲	△
检验科	▲	▲	▲	△	△	△	△	▲	▲	▲	▲	△	△	▲	△	△	△	▲	▲				▲	△	▲	△	▲	△

续表

范围/风险/方法/科室	物表 频次 ≥2次/天 >4次/天	物表 频次 发现疑似病例时随时消毒	物表 消毒方式 含氯消毒剂	物表 消毒方式 75%酒精	物表 消毒方式 消毒湿巾	物表 含氯消毒剂浓度 500/1000/2000 mg/L	地面 清洁 ≥2次/天 >4次/天	地面 消毒频次 遇污染随时消毒	地面 含氯消毒剂浓度 500/1000/2000 mg/L	空气 消毒方式 开窗通风	空气 消毒方式 紫外线	空气 消毒方式 过氧乙酸熏蒸/喷雾	空气 消毒方式 气化过氧化氢消毒机	空气 频次 ≥2次/天	空气 频次 有疑似病例随时消毒	空气 作用时间 ≥30min/1小时	医务人员手 手术室/产房/介入手术室入手术室前手术前 流动水洗手	卫生手消毒	外科手消毒	消毒剂不敏感的病原微生物时 流动水洗手	卫生手消毒	外科手消毒	手部没有肉眼可见污染时 卫生手消毒	外科手消毒	流动水洗手
中度风险区 B超室	▲	▲	▲	△	▲	△	▲	▲	▲/★	△	▲	△	△	△	▲		▲	△		▲	△		▲		△
心电图室	▲	▲	▲	△	▲	△	▲	▲	▲/★	△	▲	△	△	△	▲		▲	△		▲	△		▲		△
放射科(普通)	▲	▲	▲	△	▲	△	▲	▲	▲/★	△	▲	△	△	△	▲		▲	△		▲	△		▲		△
药房	▲	▲	▲	△	▲	△	▲	▲	▲	△	△	△	△	△	▲		▲	△		▲	△		▲		△
收费窗口	▲	▲	▲	△	▲	△	▲	▲	▲	△	△	△	△	△	▲		▲	△		▲	△		▲		△

续表

风险/科室	物表 频次 ≥2次/天	物表 频次 发现疑似病例随时消毒	物表 消毒方式 含氯消毒剂	物表 消毒方式 75%酒精消毒湿巾	地面 清洁消毒频次 ≥2次/天	地面 清洁消毒频次 ≥4次/天	地面 清洁消毒频次 遇污染随时消毒	地面 含氯消毒剂浓度 500 mg/L	地面 含氯消毒剂浓度 1000 mg/L	地面 含氯消毒剂浓度 2000 mg/L	空气 消毒方式 开窗通风	空气 消毒方式 紫外线	空气 消毒方式 过氧乙酸熏蒸	空气 消毒方式 气化过氧化氢消毒机/喷雾	空气 频次 ≥2次/天	空气 频次 有疑似病例随时消毒	空气 作用时间 ≥30min	空气 作用时间 1小时	医务人员手（洗手时机；洗手五步时刻） 手术室/产房/入手术室手术前 流动水洗手	卫生手消毒	外科手消毒	可能接触病菌、肠道病等消毒剂对速干手不敏感的病原微生物时 流动水洗手	卫生手消毒	外科手消毒	手部有血液等可见污染时/手部没有肉眼可见污染时 流动水洗手	卫生手消毒	外科手消毒
中度风险区 医废暂存处	◀	◀	◀	△	◀	◀	◀	△	△	△	△	△	△	△	△	◀			△	◀		△	◀		△	◀	
中度风险区 供应室	◀	◀	◀	△	◀	◀	◀	△	△	△	△	△	△	△	△	◀			△	◀		△	◀		△	◀	
中度风险区 太平间	◀	◀	◀	△	◀	◀	◀	△	△	△	△	△	△	△	△	◀			△	◀		△	◀		△	◀	
低度风险区 办公室	◀		◀	△	◀			△			△				△		△		△						△		
低度风险区 会议室	◀		◀	△	◀			△			△				△		△		△						△		

续表

符号说明：▲ 表示适用；△ 表示可选用。

风险/科室	物表·频次·≥2次/天≥4次/天	物表·频次·发现疑似病例随时消毒	物表·消毒方式·消毒湿巾/75%酒精	物表·消毒方式·含氯消毒剂消毒	物表·含氯消毒剂浓度 500/1000/2000 mg/L	地面·清洁	地面·消毒频次·≥2次/天≥4次/天	地面·消毒频次·遇污染随时消毒	地面·含氯消毒剂浓度 500/1000/2000 mg/L	空气·消毒方式·开窗通风	空气·消毒方式·紫外线	空气·消毒方式·过氧乙酸/气化过氧化氢消毒机熏蒸喷雾	空气·频次·≥2次/天	空气·频次·有疑似病例随时消毒30min时消毒	空气·作用时间·≥1小时	医务人员手·手术室/产房/介入手术室入手术前·外科手消毒	·卫生手消毒	·流动水洗手	手部有血液等可见污染时/可能接触细菌、肠道病菌等时/速干手消毒剂对速干手消毒剂不敏感的病原微生物时·外科手消毒	·卫生手消毒	·流动水洗手	手部没有肉眼可见污染时·外科手消毒	·卫生手消毒	·流动水洗手
低度风险区 · 病案室	▲	▲	△	▲	▲	▲	▲	▲	▲	△			△		△								▲	△
低度风险区 · 后勤管理办公室	▲	▲	△	▲	▲	▲	▲	▲	▲	△			△		△								▲	△
低度风险区 · 图书馆	▲	▲	△	▲	▲	▲	▲	▲	▲	△			△		△								▲	△
低度风险区 · 食堂	▲	▲	△	▲	▲	▲	▲	▲	▲	△			△		△					▲	△		▲	△
低度风险区 · 医务人员休息区	▲	▲	△	▲	▲	▲	▲	▲	▲	△			△		△								▲	△

续表

范围/方法/风险/科室	物表		地面			空气			医务人员手（洗手时机：洗手五时刻）
	消毒方式	频次	清洁	消毒频次	含氯消毒剂浓度	消毒方式	频次	作用时间	
	75%酒精消毒湿巾、含氯消毒剂 含氯消毒剂浓度 500 mg/L 1000 mg/L 2000 mg/L	≥2次/天 ≥4次/天 发现疑似病例随时消毒	清洁	≥2次/天 ≥4次/天 遇污染随时消毒	含氯消毒剂浓度 500 mg/L 1000 mg/L 2000 mg/L	开窗通风 紫外线 过氧乙酸气化熏蒸 过氧化氢消毒机喷雾	有疑似病例≥2次/天 随时消毒	≥1小时 随消毒30 min 随天消毒	手术室/产房/介入手术室入手术前 外科手消毒 手部有血液等可见污染时 可能接触桉菌、肠道病等对消毒剂不敏感的病原微生物时 卫生手消毒 外科手消毒 流动水洗手 手部没有肉眼可见污染时 卫生手消毒 流动水洗手 外科手消毒

终末清洁消毒物品=清洁与消毒合格
终末清洁消毒=患者出院或转出后对环境和物表的彻底的清洁与消毒=移动室内所有可移动的设备和家具+有效地清除废物+清理厕所+清除消毒方法+整理

备注：1. ▲必选，☉可选，★终末消毒。
2. 根据污染程度选择消毒剂浓度，如遇血液、体液、排泄物等污染时，随时消毒，提高浓度。

附件2

新型冠状病毒肺炎流行期间医疗器械的消毒指引

根据医疗器械污染后使用所致感染的危险性大小及在患者使用之间的消毒或灭菌要求，将医疗器械分为三类：高度危险性物品、中度危险性物品和低度危险性物品。

高度危险性物品：进入人体无菌组织、器官、脉管系统，或有无菌体液从中流过的物品或接触破损皮肤、黏膜的物品，一旦被微生物污染，具有极高感染风险，如手术器械、穿刺针、腹腔镜、活检针、心脏导管、植入物等。

中度危险性物品：与完整黏膜相接触，而不进入人体无菌组织、器官和血液，也不接触破损皮肤、破损黏膜的物品，如胃肠道内镜、气管镜、喉镜、肛表、口表、呼吸机管道、麻醉机管道、压舌板、肛门直肠压力测量导管等。

低度危险性物品：与完整皮肤接触而不与黏膜接触的器材，如听诊器、血压计袖带等；病床围栏、床面以及床头柜、被褥；墙面、地面；痰盂（杯）和便器等。

根据物品污染后导致的感染风险高低选择相应的消毒或灭菌方法：

（1）高度危险性物品：应采用灭菌方法处理；

（2）中度危险性物品：应采用达到中水平消毒以上效果的消毒方法；

（3）低度危险性物品：宜采用低水平消毒方法，或做清洁处理；遇有病原微生物污染时，针对所污染病原微生物的种类选择有效的消毒方法。

根据消毒物品的性质选择消毒或灭菌方法：

（1）耐热、耐湿的诊疗器械、器具和物品：应首选压力蒸汽灭菌；耐热的油剂类和干粉类等应采用干热灭菌；

（2）不耐热、不耐湿的物品：宜采用低温灭菌方法，如环氧乙烷灭菌、过氧化氢低温等离子体灭菌或低温甲醛蒸汽灭菌等；

（3）物体表面消毒，宜考虑表面性质：光滑表面宜选择合适的消毒剂擦拭或紫外线消毒器近距离照射；多孔材料表面宜采用浸泡或喷雾消毒法。

附件3

新型冠状病毒肺炎流行期间几种主要消毒剂使用方案

1. 35%过氧化氢溶液

使用方法：配套气化过氧化氢消毒机使用，主要用于病室终末消毒。

2. 含氯消毒剂消毒片/粉

使用方法：个人防护要求：配制人员要求戴工作帽、口罩以及肘手套、护目镜或防护面屏、防水隔离衣或防水围裙。

配制方法：做好个人防护。取所需容量的消毒桶，盛装自来水，水温控制在25~30℃比较适宜。取规定量的消毒片/消毒粉（消毒片有效氯含量：500mg/片；消毒粉有效氯含量：2.5%）搅拌至溶解，盖上桶盖。用测氯试纸测有效氯浓度，达到规定浓度即可使用。使用过程中注意盖好桶盖，随时监测有效氯浓度。毒液有效期24h。

配制消毒液量	有效氯浓度	消毒片用量
1L		1片
3L	500mg/L有轻度污染时使用	3片
5L		5片
1L		2片
3L	1000mg/L重度污染时使用	6片
5L		10片

续表

配制消毒液量	有效氯浓度	消毒片用量
1L		4片
3L	2000mg/L重度污染时使用	12片
5L		20片

配制消毒液量	有效氯浓度	消毒粉用量
1L		10g（2勺）
3L	250mg/L无明确污染时使用	30g（6勺）
5L		50g（10勺）
1L		20g（4勺）
3L	500mg/L有轻度污染时使用	60g
5L		100g
1L		40g
3L	1000mg/L较重污染时使用	120g
5L		200g
1L		80g
3L	2000mg/L重度污染时使用	240g
5L		400g

3. 过氧乙酸（二元包装的过氧乙酸A、B液）

使用方法：个人防护要求：配制人员要求戴工作帽、口罩以及肘手套、护目镜或防护面屏、防水隔离衣或防水围裙。

配制方法：过氧乙酸原液配制：使用前将A液倒入B液内混合放置24h后方可使用，混合后的原液浓度为15%（150000mg/L）。A、B液混合后有效期为7天（必须放在B液瓶内，因B液瓶有透气孔）。混合后消毒液瓶外贴上红色标签，注明配置时间、开始使用时间、有效期。

过氧乙酸稀释液配制：根据有效成分含量按容量稀释。

公式C1×V1=C2×V2，C1和V1为过氧乙酸原液的浓度和毫升数，C2和V2为配制过氧乙酸使用液的浓度和体积，用水将过氧乙酸稀释成所需浓度。计算方法及配制步骤为：

计算所需过氧乙酸原液的体积（V1）：V1=C2×V2/C1；

计算所需水的体积（V3）：V3=V2-V1；

取过氧乙酸原液V1（ml），加入水V3（ml），混匀。

注意事项：

过氧乙酸不稳定，应避光，贮存于通风阴凉处，远离可燃物质。使用前应测定有效含量，原液浓度低于12%时不应使用。

稀释液应现用现配，使用时限≤24h。

过氧乙酸对多种金属和织物有很强的腐蚀和漂白作用，金属制品和织物经浸泡后，及时用符合要求的水冲洗干净。

过氧乙酸对皮肤和眼睛有刺激性和腐蚀性，配置时应注意防护（戴口罩、手套、护目镜），避免接触皮肤和眼睛。如不慎接触，应立即用清水连续冲洗。

空气熏蒸消毒时，室内不应有人。

过氧乙酸稀释液配比表（以原液浓度15%，稀释液总体积为1L）。

	需15%过氧乙酸原液体积	需水体积	稀释液总体积
0.2%过氧乙酸稀释液	13.33ml	986.67ml	1000ml
0.5%过氧乙酸稀释液	33.33ml	966.67ml	1000ml
2%过氧乙酸稀释液	133.33ml	866.67ml	1000ml

4. 75%乙醇消毒湿巾

适用于医疗设备、医疗用品及其他物品的表面擦拭消毒。有效成分为75%乙醇，可有效杀灭新型冠状病毒。使用方法：打开外盖，取出一片表面消毒巾，展开表面消毒巾，从物表的一侧依次擦拭至整个表面，作用1~2min，即完成消毒，使用后的表面消毒巾纳入医疗废物收集。如物体表面有明显污渍、血渍时，应先用一片消毒巾去除污物，再取一片消毒巾进行擦拭消毒。每张消毒巾建议擦拭的面积为1~2m²，遵循"一物一巾"使用原则。开启后建议使用不超过14天。

第二节　新型冠状病毒肺炎流行期间总务后勤部门感染防控风险点

一、所管辖的科室：维修组（如电工、技工）、氧气站、医疗废物暂存处、保洁公司、洗衣房、电梯工、中央空调、污水处理站、食堂、太平间、司机班等。

二、总务后勤部门各部位存在的感控风险环节及防控措施：

科室	风险环节	防控措施
维修组	1. 进入隔离病房人员防护。 2. 办公室消毒隔离：工作区域广，接触人员复杂，如消毒不严格，存在感染隐患。 3. 进入隔离病区使用工具的消毒。	1. 上班时穿工作服，按照不同岗位戴好一次性医用口罩或外科口罩，及时正确执行手卫生。 2. 办公区：保持清洁、干净、整齐。每日地面、物体表面用含氯消毒剂500mg/L喷洒、擦拭消毒2~4次，通风2次，每次30min，并做好消毒记录。人员频繁接触的物体表面，如门把手、灯开关、床档、暖瓶、共用床头桌等，应重点擦拭消毒。 3. 维修人员如需进入隔离病区应按照病区医护人员的防护用品穿脱流程执行。 4. 维修人员进入隔离病区使用后工具在病区用含氯消毒剂1000mg/L擦拭消毒后方可带回。

续表

科室	风险环节	防控措施
司机班	1. 出车人员的防护。 2. 救护车的消毒。	1. 上班时穿工作服，按照不同岗位戴好口罩，做好相应防护，及时正确执行手卫生。 2. 办公区：保持清洁、干净、整齐。每日地面、物体表面用含氯消毒剂500mg/L喷洒、擦拭消毒2~4次，通风2次，每次30min，做好记录。物体表面擦拭消毒重点部位：人员频繁接触的地方，如门把手、灯开关、床档、暖瓶、共用床头桌等。 3. 运送病人时出车司机要做好相应防护，救护车使用后必须用含氯消毒剂1000~2000mg/L喷洒消毒。
医废暂存处	1. 医疗废物的收集、转运、高压灭菌人员的防护。 2. 医疗废物的收集、转运中问题。 3. 员工宿舍通风条件差，人员集中，存在感染风险。	1. 办公区：保持清洁、干净、整齐。每日地面、物体表面用含氯消毒剂500mg/L喷洒、擦拭消毒2~4次，通风2次，每次30min，做好记录。 2. 上班时穿工作服及隔离衣、戴帽子口罩，戴工作手套，穿胶鞋，做好相应防护，及时正确执行手卫生。 3. 负责新冠病毒肺炎病人的医疗废物的收集、转运人员，按照医院感染管理部门制定的《新型冠状病毒肺炎医疗废物转运流程》执行。 4. 负责高压蒸汽灭菌的工作人员，要严格监测高压锅运行情况，做好个人防护，高压灭菌后的医废及时清理出去。每日工作完成后及时清洁锅内、外，房间地面每日用含氯消毒剂500~1000mg/L喷洒消毒4次，每日紫外线照射消毒2次，如有污染随时清理消毒。 5. 要求医疗废物不落地、不遗撒。 6. 医疗废物转运车必须加盖封闭转运，严禁堆放过多盖不上盖子。 7. 医废转运要有交接记录，并签名。 8. 每次工作结束后医疗废物转运车用含氯消毒剂500~1000mg/L喷洒消毒。

科室	风险环节	防控措施
医废暂存处	1. 医疗废物的收集、转运、高压灭菌人员的防护。 2. 医疗废物的收集、转运中问题。 3. 员工宿舍通风条件差，人员集中，存在感染风险。	9. 员工宿舍：保持清洁、整齐干净。每日地面、物体表面用含氯消毒剂500mg/L喷洒、擦拭消毒2~3次，通风2次，每次30min。做好记录。物体表面擦拭消毒重点部位：人员频繁接触的地方，如门把手、灯开关、床档、暖瓶、共用床头桌等。 10. 住宿人员每天测量体温并记录，体温高时随时上报主管部门处理。 11. 新型冠状病毒肺炎流行期间员工下班没有特殊情况尽量不出院区，不到人流聚集且通风不好的地方，不接触外来人员，不接触陌生人，同事之间聊天、吃饭必须保持1米距离，并戴好口罩，做好手卫生。
洗衣房	1. 污染衣物收集、转运时人员的防护。 2. 污染衣物收集、转运时不能密闭。 3. 污染衣物暴露在外环境中，存在感染隐患。	1. 上班时穿工作服，戴口罩，勤洗手。 2. 办公区：应保持清洁、干净、整齐。每日地面、物体表面用含氯消毒剂500mg/L喷洒、擦拭消毒2~4次，通风2次，每次30min，做好记录。 3. 运送清洁衣物和污染衣物必须做好相应防护，使用专用车，清洁车和污染车不能交叉使用。 4. 运送污染衣物必须采取封闭方式运送，避免直接暴露在外环境中。运送工具要求一用一消毒。
电梯组	1. 手卫生是否及时。 2. 宿舍人员集中，清洁消毒是否到位。	1. 上班时穿工作服，戴外科口罩，勤洗手。下班没有特殊情况尽量不出院区，不到人流聚集且通风不好的地方，不接触外来人员，不接触陌生人，同事之间聊天、吃饭必须保持1米距离，并戴好口罩。 2. 工作中如手部有污染应立即洗手或手消毒，严禁用污染手按电梯按钮。 3. 电梯的消毒：包括地面、按钮、电梯内表面，用含氯消毒剂500mg/L喷洒、擦拭消毒每日4次，并做好消毒记录。

续表

科室	风险环节	防控措施
电梯组	1. 手卫生是否及时。 2. 宿舍人员集中，清洁消毒是否到位。	4. 宿舍：保持清洁、整齐干净。每日地面、物体表面用含氯消毒剂500mg/L喷洒、擦拭消毒2~3次，通风2次，每次30min。做好记录。物体表面擦拭消毒重点部位：人员频繁接触的地方，如门把手、灯开关、床档、暖瓶、共用床头桌等。 5. 住宿人员每天测量体温并记录，体温高时随时上报主管部门处理。
中央空调组	1. 疫情期间中央空调是否可以开启使用、开启使用的风险。 2. 各建筑部位空调使用及消毒情况。	1. 上班时穿工作服，按照不同工作岗位戴好口罩，做好相应防护，及时正确执行手卫生。 2. 办公区：每日地面、物体表面用含氯消毒剂500mg/L喷洒、擦拭消毒2~4次，通风2次，每次30min，做好记录。 3. 随时评估各建筑部位空调使用情况，定期查看运转情况，及时做好清洁消毒，并有记录。 4. 疫情期间评估中央空调是否可以正常开启使用及开启后的风险。
保洁	1. 员工人数多，工作区域范围大，防护不到位。 2. 手卫生依从性差，存在感染隐患。 3. 集中住宿，清洁消毒是否做到位。	1. 上班时穿工作服，按照不同工作岗位戴好口罩，做好相应防护，及时正确执行手卫生。 2. 日常工作严格按《环境清洁消毒管理制度》执行，落实工作流程。 3. 院内公共区域的消毒：安排专人负责，门诊、住院部大厅、公共卫生间等，用含氯消毒剂500mg/L喷洒消毒，每日2次，并有消毒记录。 4. 员工宿舍：保持清洁、整齐干净。每日地面、物体表面用含氯消毒剂500mg/L喷洒、擦拭消毒2~3次，通风2次，每次30min。做好记录。物体表面擦拭消毒重点部位：人员频繁接触的地方，如门把手、灯开关、床档、暖瓶、共用床头桌等，并有消毒记录。 5. 住宿人员每天测量体温并记录，体温高时随时上报主管部门处理。 6. 疫情期间下班没有特殊情况尽量不出院区，不到人流聚集且通风不好的地方，不接触外来人员，不接触陌生人，同事之间聊天、吃饭必须保持1米距离，并戴好口罩。

科室	风险环节	防控措施
太平间	1. 运送尸体时人员防护。 2. 运送工具及太平间的消毒。	严格按照《新型冠状病毒肺炎尸体转运处理流程》执行，做好人员防护及消毒处理。
食堂	就餐人数多，人员复杂，除医务人员外，还有外来施工人员，存在感染隐患。	1. 餐饮人员防护：工作时戴帽子、口罩，做好手卫生。 2. 餐厅消毒：用含氯消毒剂500mg/L喷洒擦拭消毒，每日3次，并做好消毒记录。 3. 尽量使用一次性餐盒，避免就餐人员聚集。 4. 尽可能采取配餐、送餐制，减少人员集中食堂就餐。 5. 员工宿舍：保持清洁、整齐干净。每日地面、物体表面用含氯消毒剂500mg/L喷洒、擦拭消毒2~3次，通风2次，每次30min。做好记录。物体表面擦拭消毒重点部位：人员频繁接触的地方，如门把手、灯开关、床档、暖瓶、共用床头桌等。并有消毒记录。 6. 住宿人员每天测量体温并记录，体温高时随时上报主管部门处理。 7. 疫情期间员工下班没有特殊情况尽量不出院区，不到人流聚集且通风不好的地方，不接触外来人员，不接触陌生人，同事之间聊天、吃饭必须保持1米距离，并戴好口罩，勤洗手。
污水处理	1. 疫情期间药量投入是否合格。 2. 监测是否合格。	1. 上班时穿工作服，戴好口罩，做好相应防护，及时正确执行手卫生。 2. 日常工作按《医疗机构水污染物排放标准》及《医院污水处理技术指南》执行。 3. 疫情期间应严格按照中华人民共和国环境部《新型冠状病毒污染的医疗污水应急处理技术方案》执行，加大消毒剂的投放剂量，加强监测，确保达标排放，并做好消毒记录。 4. 办公区：保持清洁、整齐干净。每日地面、物体表面用含氯消毒剂500mg/L喷洒、擦拭消毒2~4次，通风2次，每次30min，做好记录。

三、医院感染管理总体要求

1. 各科室、各班组必须指定专人负责，并固定区域管理，每天督查，并做好各项记录。具体包括人员防护、体温监测、手卫生、清洁消毒等措施执行情况。

2. 疫情防控期间总务后勤部门必须保证消毒用具及其他物资正常领取和使用，并有储备，如消毒喷雾器、喷壶、高压蒸汽灭菌器、医疗废物转运车（桶）等。

3. 疫情防控期间总务后勤部门必须保证污染通道的畅通，保证隔离病人正常通行。

4. 总务后勤部门每日自查所管辖的科室相关措施执行情况，及时发现防控隐患及时处理，确保防控工作顺利进行，并做好督查记录。

5. 医院感染管理部门定期督查各项防控措施落实情况，现场查看消毒记录，发现问题及时沟通反馈。

第三节　新型冠状病毒肺炎流行期间来院患者 医院感染防控分级管理

一、门诊患者分级管理

二、急诊患者分级管理

三、发热门诊患者、住院患者分级管理

（见下页）

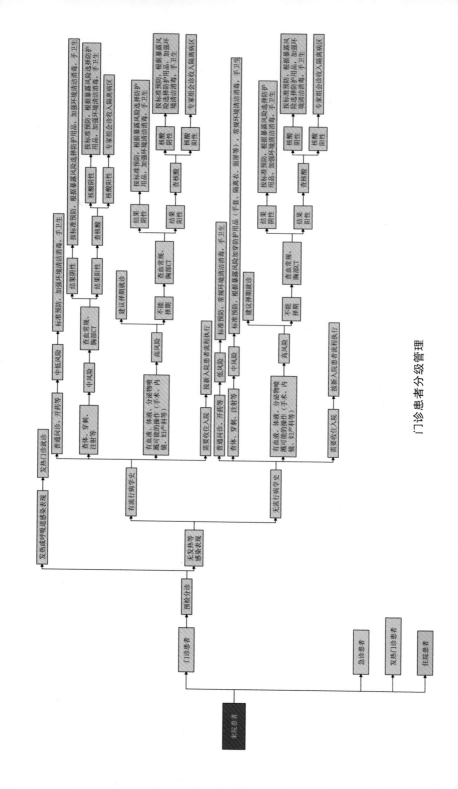

门诊患者分级管理

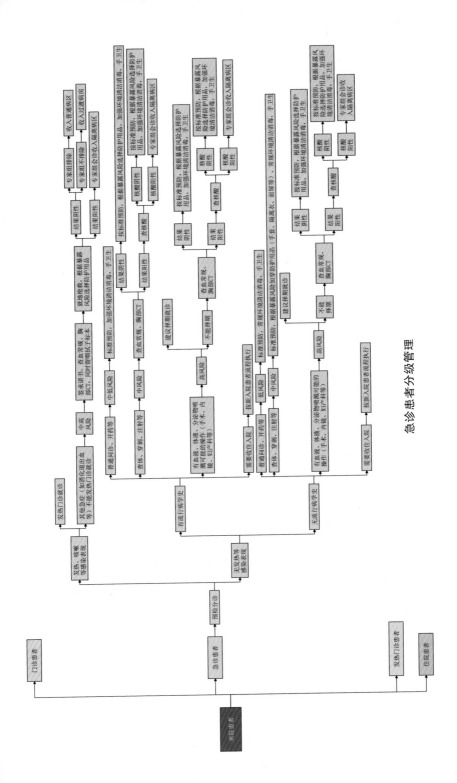

急诊患者分级管理

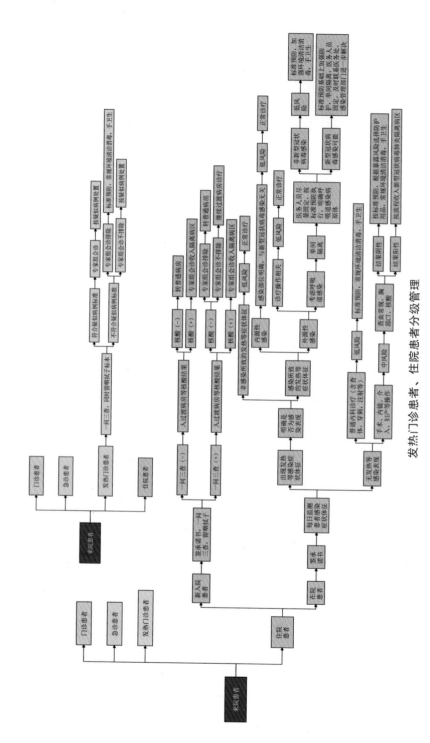

发热门诊患者、住院患者分级管理

第四节　新型冠状病毒肺炎流行期间 医院感染防控分区分级管理

为降低新型冠状病毒肺炎流行期间医院职工（含外包人员等）发生新型冠状病毒感染的风险，根据职工所在部门、科室、工作区域、开展诊疗操作种类等进行风险评估，并结合国家卫健委等相关卫生行政部门下发文件要求，制定新型冠状病毒肺炎流行期间职工医院感染防控分区分级管理要求。

一、适用范围

本要求适用于新型冠状病毒肺炎流行期间全院职工（含外包人员等）在进入相应部门、科室、工作区域或开展不同诊疗操作时的医院感染防控管理，降低因宣教、培训、管理、个人防护不到位导致发生医院感染的风险。

二、基本要求

1. 感染相关症状体征监测

全院职工（含外包人员等）每日监测感染相关症状体征，主要包括发热、咽痛、咳嗽、腹泻、呼吸困难等。每日以科室为单位填报各科室职工旅居史及发热情况报告表，外包人员由总务部门统一监测。如有异常情况（如本部门、科室员工出现感染表现或多名员工出现发热或其他呼吸道感染表现）时，1小时内电话联系医院感染管理部门，如需进入医学观察流程，按相应工作方案执行。

2. 落实各项医院感染防控培训

各部门应组织对本部门、科室及不同区域工作人员接受医院感染防控相关知识培训，对于直接接触新型冠状病毒肺炎疑似/确诊患者的人员进行强化培训，主要包括个人防护、手卫生、症状体征监测报告等内容。对于在新型冠状病毒肺炎隔离病区、新型冠状病毒检测实验室、新型冠状病毒肺炎患者CT室人员，需要对新型冠状病毒肺炎疑似/确诊患者进行其他诊疗操作，如手术、内镜等人员，以及在新型冠状病毒肺炎隔离病区工作的保洁、保安、接触新型冠状病毒肺炎患者医疗废物、实验室标本转运人员均需接受相应培训并考核合格后上岗。各部门对所辖人员开展督查，相关职能管理部门开展不定期抽查。

三、分区分级防护管理

不同部门、科室、工作区域人员严格落实标准预防原则，并根据医疗操作可能的传播风险做好个人防护、手卫生、环境管理、物体表面清洁消毒和医疗废物管理等医院感染控制工作，降低医院感染发生风险。

根据风险评估等级，制定新型冠状病毒肺炎流行期间分区分级防护管理要求，各部门、科室、区域人员参照表1防护用品使用管理要求选择并正确穿脱PPE。

表1　新型冠状病毒肺炎流行期间分区分级防护管理要求

优先等级	风险等级	人群及场景	防护要求
优先级	极高风险	为新冠患者进行产生气溶胶的操作如气管插管、电动吸痰	工作服、工作帽、医用防护口罩、医用防护服、隔离衣、靴套/鞋套、双层乳胶手套、全面型呼吸防护器
		为新冠患者进行可能产生喷溅的操作如手术、产房	工作服、工作帽、医用防护口罩、医用防护服、隔离衣、靴套/鞋套、双层乳胶手套、全面型呼吸防护器

续表

优先等级	风险等级	人群及场景	防护要求
一级	高风险	发热门诊	工作服、工作帽、医用防护口罩、医用防护服、靴套/鞋套、乳胶手套、护目镜/防护面屏，必要时加穿隔离衣和外层乳胶手套
		新冠隔离病区医护人员	工作服、工作帽、医用防护口罩、医用防护服、靴套/鞋套、乳胶手套、护目镜/防护面屏，必要时加穿隔离衣和外层乳胶手套
		新冠实验室工作人员（应急实验室、科研实验室）以及其他实验室处理新冠标本时	工作服、工作帽、医用防护口罩、医用防护服、靴套/鞋套、乳胶手套、护目镜/防护面屏、穿隔离衣和外层乳胶手套
		为新冠病人进行辅助检查人员（B超、心电图、放射科等）	工作服、工作帽、医用防护口罩、医用防护服、靴套/鞋套、乳胶手套、护目镜/防护面屏，必要时加穿隔离衣和外层乳胶手套
		新冠病区医废转运人员	工作服、工作帽、医用防护口罩、医用防护服、胶靴、乳胶手套/橡胶手套、护目镜/防护面屏，必要时加穿隔离衣
		进入新冠病区的消毒员	工作服、工作帽、医用防护口罩、医用防护服、胶靴、乳胶手套/橡胶手套、护目镜/防护面屏，必要时加穿隔离衣
		进入新冠病区污染区的工作人员（维修、保洁、尸体处理等）	工作服、工作帽、医用防护口罩、医用防护服、鞋套、乳胶手套/橡胶手套、护目镜/防护面屏，必要时加穿隔离衣

续表

优先等级	风险等级	人群及场景	防护要求
二级	中风险	急诊科	工作服、工作帽、医用外科口罩，必要时穿隔离衣，戴护目镜/防护面屏
		普通门诊	工作服、工作帽、医用外科口罩，必要时穿隔离衣，戴护目镜/防护面屏
		五官科门诊	工作服、工作帽、医用外科口罩，必要时穿隔离衣，戴护目镜/防护面屏
		妇产科门诊	工作服、工作帽、医用外科口罩，必要时穿隔离衣，戴护目镜/防护面屏
		普通内科病房	工作服、工作帽、医用外科口罩，必要时穿隔离衣，戴护目镜/防护面屏
		普通外科病房	工作服、工作帽、医用外科口罩，必要时穿隔离衣，戴护目镜/防护面屏
		妇产科病房	工作服、工作帽、医用外科口罩，必要时穿隔离衣，戴护目镜/防护面屏
		介入科病房	工作服、工作帽、医用外科口罩，必要时穿隔离衣，戴护目镜/防护面屏
		其他普通病房	工作服、工作帽、医用外科口罩，必要时穿隔离衣，戴护目镜/防护面屏
		门急诊、住院收费窗口	工作服、工作帽、医用外科口罩，必要时穿隔离衣，戴护目镜/防护面屏

续表

优先等级	风险等级	人群及场景	防护要求
二级	中风险	门、急诊药房	工作服、工作帽、医用外科口罩，必要时穿隔离衣，戴护目镜/防护面屏
		临检中心窗口	工作服、工作帽、医用外科口罩，必要时穿隔离衣，戴护目镜/防护面屏
		预检分诊处	工作服、工作帽、医用外科口罩，必要时穿隔离衣，戴护目镜/防护面屏
		筛查病房	工作服、工作帽、医用防护口罩，必要时穿隔离衣，戴护目镜/防护面屏
		新冠标本转运人员	工作服、工作帽、医用防护口罩，隔离衣，橡胶手套
		医疗废物暂存处工作人员	工作服、工作帽、医用外科口罩，隔离衣、胶靴、橡胶手套
		负责高压灭菌的工作人员	工作服、工作帽、医用外科口罩，隔离衣、胶靴、橡胶手套
三级	低风险	行政管理科室	工作服、一次性医用口罩
		后勤保障人员	工作服、一次性医用口罩
		服务大队	工作服、一次性医用口罩
		食堂	工作服、一次性医用口罩
		保安	工作服、一次性医用口罩
		保洁	工作服、一次性医用口罩
		其他人员	工作服、一次性医用口罩

第五节 新型冠状病毒肺炎高风险患者手术 医院感染管理要求

本管理要求适用于新型冠状病毒肺炎疑似/确诊患者，也适用于院内专家组会诊未排除新冠肺炎的高风险患者实行急诊手术及喷溅性操作等情况。

一、工作要求

（一）确定是否手术

遇到上述情况时，应由临床科室主任或在岗的高级职称医师确定是否需要手术。当无高级医师在岗时，应电话请示科室主任。由科室主任指定高级职称医师返回医院实施手术或操作。

（二）术前准备

除常规术前准备外，临床科室应根据医院新冠肺炎的制度和预案启动相应流程，通知相关职能处室及临床、医技科室，就科室配合、防护措施、转运路线、终末消毒等工作细节进行确认。可以通过远程会议等方式进行讨论和沟通。

（三）手术地点

有条件的医院，应在负压手术室内进行相应手术及操作。负压手术室压力设置参照《医院洁净手术部建筑技术规范》（GB 50333—2013），负压手术室对其吊顶上技术夹层应保持略低于"0"的负压差。无负压手术室或由于设备等情况限制时，应在医院感染管理控制处的指导下，选择具有相对独立区域的手术室实施。应关闭净化空调系统，封闭所有回风口和排风口。

（四）人员防护

1. 患者应佩戴医用外科口罩直至必须摘除时。

2. 所有近距离接触患者的人员及终末消毒人员应按照标准防护，即穿戴一次性工作帽、医用防护口罩、护目镜及防溅面屏、一次性防护服、双层检查手套和一次性靴套。

3. 手术、操作相关人员应按照标准防护及无菌手套，加穿无菌手术衣，必要时使用全面型呼吸防护器。

4. 手术结束后应在规定区域内脱掉防护用品。

（五）转运地点和流线的选择及消毒

各医院根据空间布局、科室分布及人力资源配置等情况，选择人流相对较少、通风良好的区域设置新冠肺炎隔离区及高风险患者的缓冲病房或过渡病房。制定患者进入及离开手术室及操作区域最佳的转运路线，并做好沿途的人群管理。患者通过后，电梯使用过氧化物类消毒剂（过氧化氢、二氧化氯等）密闭消毒30分钟。沿途使用1000mg/L含氯消毒剂喷洒消毒；封闭空间使用过氧化物类消毒剂（过氧化氢、二氧化氯等）密闭消毒30分钟或紫外线消毒30分钟。

（六）器械处理

手术器械在手术间内使用2000mg/L含氯消毒剂浸泡 30分钟以上；不耐湿的物品采用1000mg/L的含氯消毒液喷雾消毒方法，作用时间30分钟，方可出室处理（也可采用其他能够达到消毒效果的消毒剂）；所有物品均应浸于液面以下，然后再按清洗、消毒、干燥、包装、灭菌的顺序进行处理。

（七）医用织物处理

处理医用织物时应避免产生气溶胶，一次性织物及污染严重的布类织物，按医疗废物集中焚烧处理。无肉眼可见污染物的布类织物，若需重复使用，采用1000mg/L含氯消毒剂浸泡30分钟，并使用双层塑料袋密闭包装（污染区单层袋，挪出污染区再套一层，鹅颈式分层封扎）。包装外层标签注明

"新冠"感染，产生单位、产生日期、类别。洗衣房单独回收，与洗涤公司交接，按照感染性织物处理。如果回收的织物未使用含氯消毒剂浸泡，建议采用一次性水溶性包装袋双层密闭包装，包装方法、粘贴标识及回收同上。洗涤公司直接将水溶性包装袋投入洗涤设备中，按照感染性织物处理。

（八）医疗废物处理

新冠肺炎高风险患者的手术及操作所产生的医疗废物处置应遵循《医疗废物管理条例》和《医疗卫生机构医疗废物管理办法》的要求，医疗废物在挪出手术间时，应在原有医疗废物包装袋外再套一层医疗废物包装袋（包括利器桶），即"双层医疗废物包装袋包装"，鹅颈式分层封扎，外层标签中注明"新冠"，医疗废弃液应按2000mg/L含氯消毒剂静置30分钟后倒入医院污水处理管道。

（九）终末消毒

1. 空气消毒：关闭负压手术室净化空调系统，使用过氧化物类消毒剂（过氧化氢、二氧化氯等）进行气溶胶喷雾消毒后密闭消毒1小时，手术间至少关闭2小时后，开启净化空调系统。

2. 物表消毒：地面及墙面、回风口滤网使用1000mg/L含氯消毒剂消毒，保持30分钟后清洗擦拭；未被污染的器械台、设备、操作台等表面，使用1000mg/L含氯消毒剂，保持30分钟后再使用清水擦拭；有患者血迹、体液等污染的物表，使用5000mg/L含氯消毒剂处理并保持30分钟后再使用清水擦拭。

3. 麻醉机消毒：为新冠肺炎高风险患者使用的麻醉机，应在呼吸回路Y形接口处加装一次性使用呼吸过滤器，采样管连接在过滤器的设备一侧，在呼出端加装一次性使用呼吸滤器。手术结束后在充分环境消毒的基础上，对麻醉机进行消毒。使用75%酒精进行表面擦拭，之后拆卸呼吸系统并进行高温高压消毒，通常为134℃（273℉）8min或121℃（250℉）

20min（以产品说明书为准）。氧气传感器和流量传感器等不耐高温部件，应按照产品说明书进行特殊处理。

4. 过滤器处理消毒：负压手术间实施疑似或确诊病例患者手术后，通知层流工程技术人员，评估决定是否更换负压手术间过滤器。

5. 转运床处理：去除患者使用过的一次性物品，放置在手术间内1000mg/L 含氯消毒剂擦拭消毒处理。

二、其他需注意事项

（一）PPE会降低医护人员的视、听、触觉功能，影响手术和麻醉操作精准性和成功率，甚至使麻醉医师对患者生命体征监测改变的察觉敏感度下降。

（二）术中应避免或减少使用电刀等易导致气溶胶产生的能量平台的操作。尽量采用开放手术。

（三）手术所需物品应标识明确，固定在专用手术间，推荐使用一次性物品。药品和一次性物品单向流动，只进不出。

（四）手术、操作区域工作人员入口及房间门口加醒目标识。室内人员在术中不得离开手术间，室外人员无特殊情况不得进入。

（五）手术或操作应由经验丰富者实施以尽量缩短历时，将手术间或房间内人数限制到最少。

（六）顺利完成手术，并规范脱、洗、消，全过程没有意外暴露，手术人员可以申请免除隔离。否则应由医院感染管理处确定是否进行为期14天的医学观察，观察期间出现异常应及时就医。

第六节 感染高风险操作感控环节评估表

患者姓名： 病例号： 科室：
评估人： 评估日期：

1. 所有操作前、后严格手卫生	是□	否□
2. 严格掌握留置指征，每日评估，尽早拔除导管，包括中心静脉导管、呼吸机管路等	是□	否□
3. 导管相关血流感染的预防和控制措施评估 （1）操作时遵守无菌技术，采取最大无菌防护屏障，戴无菌手套，脱手套后洗手	是□	否□
（2）根据患者病情尽可能使用腔数较少的导管		
（3）保持穿刺点干燥，穿刺点潮湿污染时，及时更换覆盖的敷料 是□（纱布/透明） 时间：①____：____ ②____：____ ③____：____ ④____：____ 否□		
（4）穿刺点无污染、潮湿时，纱布敷料2天更换1次，透明敷料1周更换1次	是□	否□
（5）更换置管穿刺点覆盖的敷料前，戴无菌手套，以穿刺点为中心，消毒皮肤（先用乙醇避开穿刺点1cm消毒皮肤3遍，充分待干后，再用氯己定溶液涂擦3遍），消毒面积大于贴膜面积，氯己定作用1分钟，皮肤充分干燥	是□	否□
（6）无针输液接头每次使用前进行消毒，采用机械方法用力擦拭接头，擦拭5~15秒，作用1分钟	是□	否□
（7）怀疑导管相关血流感染，如无禁忌，立即拔管。同时送检导管尖端和静脉血培养	是□	否□
（8）保持导管连接端口的清洁，如有血迹污染，立即更换	是□	否□
4. 呼吸机相关肺炎的预防和控制措施评估 （1）无禁忌证者，将患者头胸部抬高30°~45°，并应协助患者翻身拍背及震动排痰	是□	否□

（2）使用有消毒作用的口腔含漱液进行口腔护理 是□ 时间：①___：___ ②___：___ ③___：___ 否□	
（3）进行与气道相关的操作时，严格遵守无菌技术操作规程，戴无菌手套，脱手套后洗手	是□ 否□
（4）保持气管切开部位的清洁、干燥	是□ 否□
（5）呼吸机管路湿化液应使用无菌水	是□ 否□
（6）及时清除冷凝水，将其倒入含有消毒剂的容器中，每天集中倒入污水处理系统中	是□ 否□
（7）及时清除声门下分泌物，气囊放气或拔出气管插管前确认气囊上方的分泌物已被清除	是□ 否□
（8）呼吸机及附属物品的消毒 a. 呼吸机外壳及面板每天清洁消毒 　是□ 时间：①___：___ ②___：___ 否□ b. 长期使用者每周更换管路	是□ 否□
5. 尿管相关尿路感染的预防和控制措施评估 （1）操作时应严格遵守无菌技术，严格执行手卫生，戴无菌手套，脱手套后要洗手	是□ 否□
（2）置管时间大于3天者，根据病情需要，如考虑拔除尿管，宜持续夹闭，定时开放	是□ 否□
（3）保持尿液引流系统的密闭性，不做常规膀胱冲洗	是□ 否□
（4）做好导尿管的日常维护，防止滑脱，保持尿道口及会阴部清洁，每日常规进行尿道口清洁护理	是□ 否□
（5）保持集尿袋低于膀胱水平，防止反流	是□ 否□
（6）长期留置导尿管宜定期更换，普通导尿管7~10d更换，特殊类型导尿管按说明书更换	是□ 否□
（7）今日更换尿袋　是□ 否□，如果更换导尿管时应将集尿袋同时更换　是□ 否□	
6. ECOMO相关的预防和控制措施评估 （1）操作时遵守无菌技术，采取最大无菌防护屏障，戴无菌手套，脱手套后洗手	是□ 否□

（2）保持穿刺点干燥，穿刺点潮湿污染时，及时更换覆盖的敷料 是□（纱布/透明）　　时间：①___：___　②___：___ 　　　　　　　　　　　　③___：___　④___：___　　否□	
（3）穿刺点无污染、潮湿时，纱布敷料2天更换1次，透明敷料1周更换1次	是□　否□
（4）更换置管穿刺点覆盖的敷料前，戴无菌手套，以穿刺点为中心，消毒皮肤（先用乙醇避开穿刺点1cm消毒皮肤3遍，充分待干后，再用氯己定溶液涂擦3遍），消毒面积大于贴膜面积，氯己定作用1分钟，皮肤充分干燥	是□　否□
（5）保持导管连接端口的清洁，如有血迹污染，立即更换	是□　否□

第七节　各科室职工旅居史及发热情况报告表

1. 科室类别［单选题］*

○ 临床科室
○ 医技科室
○ 管理科室
○ 后勤科室
○ 肝病研究所

2. 科室名称：［填空题］*

3. 本科室职工是否有以下情况（可多选）：［多选题］*

□ 近14天有武汉旅居史
□ 无防护状态下接触过有武汉旅居史的人员（亲属、同事、患者等）
□ 无防护状态下接触不明原因发热人员
□ 其他_____*
□ 以上均无

4. 近14天有武汉旅居史职工姓名、工号及手机号：［矩阵文本题］

1.	_____
2.	_____
3.	_____
4.	_____
5.	_____

5. 无防护状态下接触过有武汉旅居史人员的职工姓名、工号及手机号：［矩阵文本题］

1.	_____
2.	_____
3.	_____
4.	_____
5.	_____

6. 无防护状态下接触不明原因发热人员的职工姓名、工号及手机号：［矩阵文本题］

1.	_____
2.	_____
3.	_____
4.	_____
5.	_____

7. 有其他流行病学史的职工姓名、工号及手机号：[矩阵文本题]

1.	_____
2.	_____
3.	_____
4.	_____
5.	_____

8. 本科室职工是否有在近24h内出现发热、咳嗽、腹泻、呼吸困难等症状体征的人员：[单选题] *

○ 是
○ 否

9. 出现感染相关症状体征职工的具体情况：[矩阵多选题]

	姓名	工号	手机号	发热（最高体温/℃）	咳嗽	腹泻（次数、性状）	呼吸困难	其他症状体征
职工1	□	□	□	□	□	□	□	□
职工2	□	□	□	□	□	□	□	□
职工3	□	□	□	□	□	□	□	□
职工4	□	□	□	□	□	□	□	□
职工5	□	□	□	□	□	□	□	□

第八节　医务人员新型冠状病毒肺炎病例流行病学调查方案

为掌握医务人员新型冠状病毒肺炎病例发病情况、暴露史、接触史等流行病学相关信息，特制定本方案。

一、调查目的

调查医务人员新型冠状病毒肺炎病例的发病和就诊情况、临床特征、危险因素和暴露史，为进一步减少医务人员感染，制定防控措施提供依据。

二、调查对象

各级各类医疗机构报告的诊断为新型冠状病毒肺炎疑似病例、临床诊断病例（仅限湖北省）、确诊病例和无症状感染者的医务人员。

三、调查内容和方法

调查内容：基本信息、发病与就诊、危险因素与暴露史、实验室检测等，详见附表。调查人员可通过查阅资料，询问病例、知情人和接诊医生等方式开展。如果病例的病情允许，则调查时应当先调查病例本人，再对其诊治医生、家属和知情者进行调查。

四、组织与实施

按照"属地化管理"原则，由病例就诊医疗机构所在的县（市、区）级卫生健康行政部门统一领导下，疾病预防控制机构组织开展医务人员新型冠状病毒肺炎病例的流行病学调查，相关医疗机构做好配合工作。调查期间，调查人员要做好个人防护。

五、信息的上报与分析

县（区）级疾病预防控制机构完成个案调查后，将个案调查表及时通过网络报告系统进行上报。

附件：医务人员新型冠状病毒肺炎病例个案调查表

附件

医务人员新型冠状病毒肺炎病例个案调查表

一、基本信息

1. 姓名：_____身份证号：_____

2. 性别：□男　　　□女

3. 是否为驰援湖北的医务工作者：□是　　□否如是，驰援工作单位：_____省_____市_____
_____

4. 人员在岗信息：□在职　　□退休　　□返聘　　□其他_____

5. 发病时工作单位是否为新型冠状病毒肺炎定点收治医疗机构：□是　　□否

6. 岗位身份：□临床医生（□发热门诊　□ICU　□隔离病区　□其他科室_____）□护士（□发热门诊　□ICU　□隔离病区　□其他科室_____）□医务管理　□疾控工作□医院感染　□检验医技　□影像医技　□其他_____
_____

二、发病与就诊

7. 入院日期：_____年____月____日

8. 是否出院：□否　□是　　　如是，出院日期：_____

___年___月___日

9. 新冠病毒核酸检测结果：□阳性　□阴性　□未检测

10. 胸部 X 线或CT检测是否有肺炎影像学特征：□未检测　□无　□有

三、发病或检测阳性前14天危险因素与暴露史

11. 是否参与日常诊疗/疫情防控工作：□是　□否　若否，请跳至18.

12. 日常诊疗中，是否因不清楚患者的感染情况，未采取与之相应的防护措施：□是　□否

13. 工作中是否有确诊病例、临床诊断病例、疑似病例或无症状感染者的接触史：□是　□否

14. 是否进行过下列特殊操作：

□气管插管或切开　□采集鼻咽拭子等　□吸痰　□其他_____

15. 工作过程中是否有身体不适引起的意外暴露：□是　□否

16. 工作过程中是否有超负荷工作：□是　□否

17. 有无因患者病情突然变化进行紧急抢救活动：□是　□否

18. 是否有报告病例社区的旅行史或居住史：

□旅行史　□居住史　□否

19. 是否接触过来自报告病例社区的发热或有呼吸道症状的人：□是　□否

20. 是否有确诊病例、临床诊断病例、疑似病例或无症状感染者的接触史：

□是　□否

21. 您认为您最有可能的感染途径是（请说明时间、地点及原因）：

调查单位：_____ 调查者签名：_____ 调查时间：_____年___月___日

第九节 新型冠状病毒肺炎收治病区医务人员防护流程及防护用品使用问题情况调查表

1. 您的姓名：［填空题］*

2. 您的性别：［单选题］*

○男	○女

3. 您的职业：［单选题］*

○医生
○护士
○医技
○其他（请注明）_____ *

4. 您的工龄（年）：［填空题］*

5. 您所在的新冠肺炎病区或科室：［填空题］*

6. 您的手机号码：［填空题］*

7. 您对"穿"防护用品流程中哪些步骤存在异议，或认为风险较高容易出现问题？请注明（可多选）［多选题］*

□戴一次性帽子（尽量遮住头发）_____*
□戴医用防护口罩（先下后上，鼻夹塑形，测漏）_____*
□穿防护服（型号、外观、穿）_____*
□戴内层手套（压袖口，粘胶带）_____*
□穿鞋套/靴套_____*
□穿隔离衣_____*
□戴外层手套（压袖口，粘胶带）_____*
□戴护目镜或面屏_____*
□其他问题（请注明）_____*
□无

8. 您对"脱"防护用品流程中哪些步骤存在异议，或认为风险较高容易出现问题？请注明（可多选）［多选题］*

□消毒外层手套，揭开腕部胶带_____*
□脱隔离衣及外层手套_____*
□脱鞋套/靴套，消毒内层手套_____*
□摘护目镜或面屏_____*
□消毒内层手套，揭开腕部胶带_____*
□脱防护服及内层手套（解门禁条，拉拉链，拉帽子，边卷边脱）_____*
□手卫生，摘医用防护口罩（先下后上）_____*
□摘帽子，手卫生_____*
□其他问题（请注明）_____*

续表

□消毒外层手套，揭开腕部胶带_____＊
□无

9. 您认为下列关键环节中哪项较难或容易出现失误？（可多选，可描述细节）［多选题］＊

□戴医用防护口罩做闭合性检测漏气_____
□戴手套不易压住袖口_____
□脱隔离衣及外层手套不易一同脱下_____
□脱防护服边卷边脱，到肩部较难脱下_____
□摘防护口罩污染面部_____
□其他（请注明）_____＊

10. 您认为哪些防护用品在您使用过程中感到不满意？请注明具体原因（可多选）［多选题］＊

□一次性帽子_____＊
□医用防护口罩_____＊
□防护服_____＊
□手套_____＊
□鞋套/靴套_____＊
□隔离衣_____＊
□护目镜/面屏_____＊
□全面型呼吸防护器_____＊
□其他（请注明）_____＊
□无

11. 您对医务人员防护流程及防护用品的其他意见及建议：［填空题］＊

第十节　就诊患者承诺书

尊敬的患者朋友：

　　在新型冠状病毒肺炎流行期间，本院制定了一系列防控措施，通过细化门诊、发热门诊、急诊就诊流程及住院流程，避免交叉感染，尽最大努力保护病友、家属及院内工作人员健康和安全。

　　为了保证疫情期间您和其他患者在我院的就诊安全，请协助配合将您的流行病学史如实告知医师：

　　发病前14天内是否有武汉地区或其他有本地病例持续传播地区的旅行史或居住史；

　　发病前14天内是否曾接触过来自武汉市或其他有本地病例持续传播地区的发热或有呼吸道症状的患者；

　　是否有聚集性发病或与新型冠状病毒感染者有密切接触史。

　　请承诺：

　　我已详细阅读以上内容并理解，我承诺：＿＿＿＿＿＿（填写"有/无"）上述三种相关情况之一，我清楚隐瞒上述流行病学史应承担相应法律责任。

　　医师签字：＿＿＿＿＿＿＿＿＿＿＿＿

　　时间：＿＿＿年＿＿月＿＿日＿＿时＿＿分

　　患者签字：＿＿＿＿＿＿＿＿＿＿＿＿

　　时间：＿＿＿年＿＿月＿＿日＿＿时＿＿分

　　委托人签字：＿＿＿＿＿＿＿＿＿＿＿＿

　　时间：＿＿＿年＿＿月＿＿日＿＿时＿＿分

第三部分 医院感染防控工作流程 *PART THREE*

第八章
新型冠状病毒肺炎相关工作流程

一、消毒方法

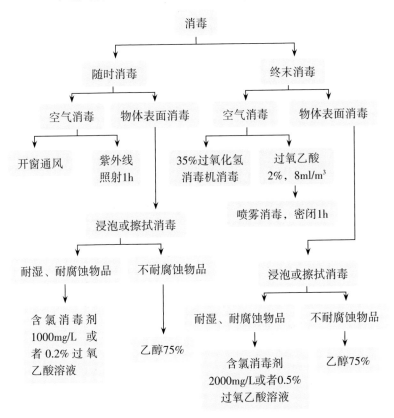

注：排泄物和呕吐物消毒：患者的排泄物、呕吐物等最好用固定容器盛放。稀薄的排泄物、呕吐物，每1000ml可加漂白粉50g或用有效氯20000mg/L含氯消毒剂2000ml，搅匀放置2h。成形粪便不能用漂白粉消毒，可用20%漂白粉乳剂（含有效氯5%）或有效氯50000mg/L含氯消毒剂溶液2份加于1份粪便中，混匀后作用2h。

二、新型冠状病毒肺炎收治病区纸质病历消毒流程

（一）新型冠状病毒肺炎收治病区出院纸质病历消毒流程

病案室与收治病区提前电话联系交接病历时间

↓

新冠收治病区集中收集病历，双层黄色塑料袋包装

↓

1000mg/L含氯消毒剂喷洒或擦拭消毒包装外表面，作用15min

↓

在病区污染端与病案室交接

↓

病案室将收集病历送供应室集中灭菌（低温灭菌方法；建议环氧乙烷）

（二）新型冠状病毒肺炎收治病区转至普通病区

患者纸质病历消毒流程

纸质病历展开平铺于室内桌面等平面，互不遮挡

↓

无人状态下，关闭门窗开启紫外线灯照射≥30min

↓

纸质病历翻页，另一面朝上

↓

无人状态下，关闭门窗开启紫外线灯照射≥30min

↓

收集纸质病历，双层黄色塑料袋包装封口，封口处1000mg/L含氯消毒剂喷洒消毒

↓

包装好的纸质病历随病人一起转运至下一个科室

（三）新型冠状病毒肺炎病区纤维支气管镜清洗消毒流程

床旁预处理：操作结束后，立即使用含有清洗液的湿巾或纱布擦去纤维支气管镜外表面污物

↓

清洗：将纤支镜放入病室洗手间水槽中，接水没过纤支镜，用擦拭布反复擦拭镜身外表面，用软毛刷刷洗内镜所有管道，刷洗时注意两头见刷头，反复刷洗至没有可见污染物

↓

消毒：消毒前擦干镜身外表面水分，用注射器去除管道内水分，将纤支镜放入盛装有复合过氧乙酸消毒剂原液的消毒槽（整理箱、桶）内，消毒液没过镜身，用注射器抽取消毒液注入纤支镜内部管路，浸泡15min

↓

漂洗：用注射器去除管道内残留消毒液，将纤支镜放入漂洗槽（整理箱、桶）内，清洗纤支镜外表面，用注射器抽取纯水灌注所有管道，直至纤支镜内外表面无消毒剂残留

↓

干燥：将纤支镜置于无菌巾上，用75%~95%乙醇灌注所有管道，用注射器向所有管道充气至少30s，至其完全干燥，擦拭纤支镜外表面，储存备用

三、重复使用护目镜消毒方法及流程

病室工作结束后，医务人员到病区
指定位置（污染区设置独立房间）

↓

医务人员脱防护用品：手卫生→揭开腕部胶带→脱外层
隔离衣→脱外层手套→脱鞋套→手卫生→摘护目镜

↓

摘下护目镜用消毒湿巾擦拭

↓

放入双层黄色塑料袋

↓

送供应室集中处理

↓

无低温灭菌设备，使用1000mg/L
的含氯消毒剂浸泡30min

使用软水冲洗后充分干
燥，送环氧乙烷灭菌

四、全面型呼吸防护器清洁消毒流程

全面型呼吸防护器消毒流程

↓

检查产品部件是否有损坏、磨损或退化，必要时更换

↓

从动力送风装置上将电池、呼吸导管及腰带拆卸

↓

从头面罩上取下呼吸导管

头面罩处理	动力送风装置及电池处理	呼吸导管处理
↓	↓	↓
送消毒供应中心用1000mg/L含氯消毒剂擦拭消毒	蘸取75%酒精擦拭风机、电机、电池外表面，不要让液体进入风口和其他接口	蘸取75%酒精擦拭呼吸导管外表面
	↓	↓
	用软布蘸取1000mg/L含氯消毒液对风机、电机、电池擦拭消毒，不可浸泡	送消毒供应中心用1000mg/L含氯消毒剂浸泡30min
	↓	↓
	滤芯送消毒供应中心用低温等离子灭菌处理	重新使用或储存之前，呼吸导管必须彻底干燥

五、筛查门诊医务人员防护流程

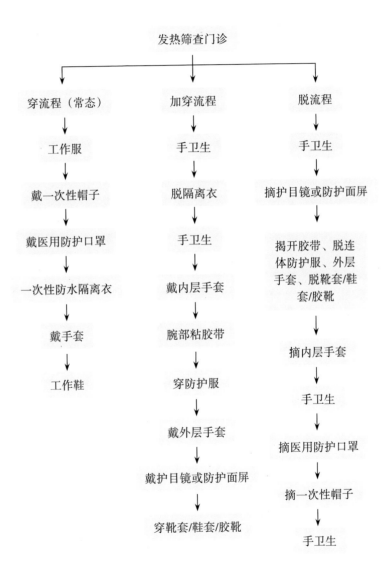

发热筛查门诊

穿流程（常态）	加穿流程	脱流程
工作服	手卫生	手卫生
戴一次性帽子	脱隔离衣	摘护目镜或防护面屏
戴医用防护口罩	手卫生	揭开胶带、脱连体防护服、外层手套、脱靴套/鞋套/胶靴
一次性防水隔离衣	戴内层手套	摘内层手套
戴手套	腕部粘胶带	手卫生
工作鞋	穿防护服	摘医用防护口罩
	戴外层手套	摘一次性帽子
	戴护目镜或防护面屏	手卫生
	穿靴套/鞋套/胶靴	

六、新型冠状病毒肺炎收治病区工作流程

（一）新型冠状病毒肺炎收治病区人员进出病区工作流程

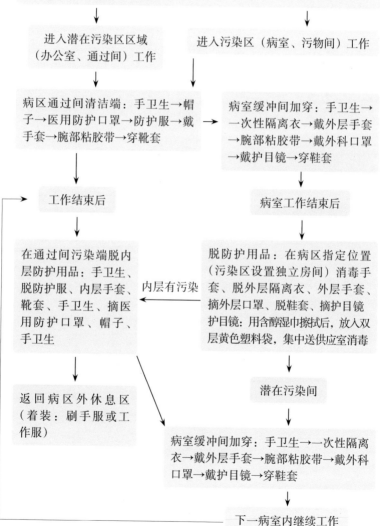

（二）新型冠状病毒肺炎收治病区医务人员防护流程

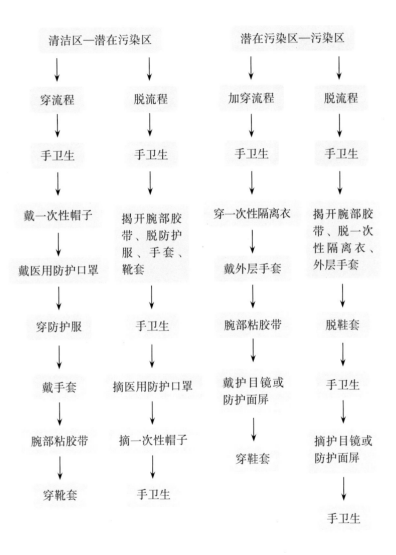

穿内层防护用品流程

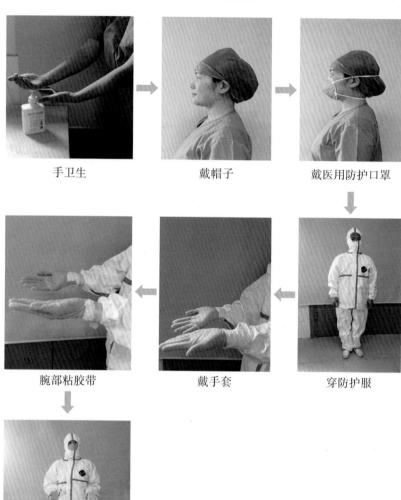

手卫生　　　　　　戴帽子　　　　　　戴医用防护口罩

腕部粘胶带　　　　　　戴手套　　　　　　穿防护服

穿靴套

加穿外层防护用品流程

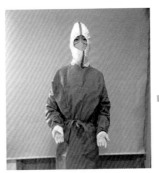

穿隔离衣

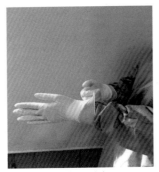

戴外层手套

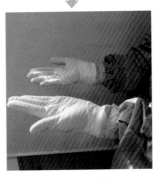

粘腕部胶带

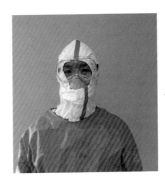

戴护目镜

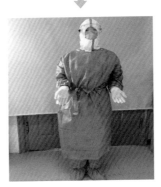

穿鞋套

脱外层防护用品流程

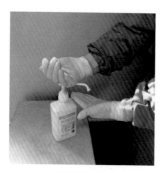

消毒外层手套

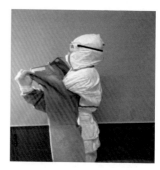

脱隔离衣连同外层手套

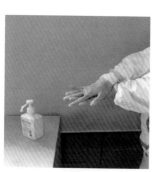

消毒内层手套

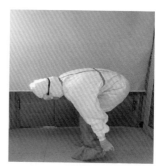

脱鞋套

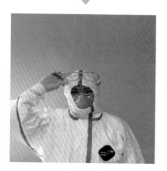

摘护目镜

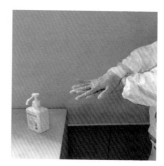

手卫生

脱内层防护用品流程

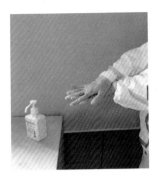

消毒内层手套

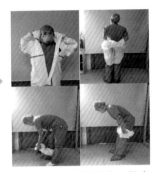

脱防护服、内层手套、靴套

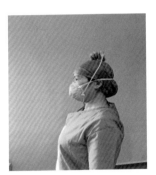

摘医用防护口罩

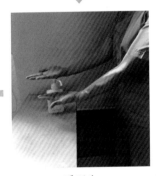

手卫生

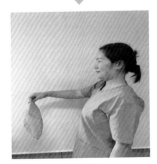

摘帽子

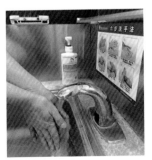

流动水洗手

（三）极高风险操作防护用品穿脱流程

气管插管、支气管镜检查、气道护理和吸痰等可能发生气溶胶或喷溅操作时，按极高风险操作选择PPE，穿脱流程如下。

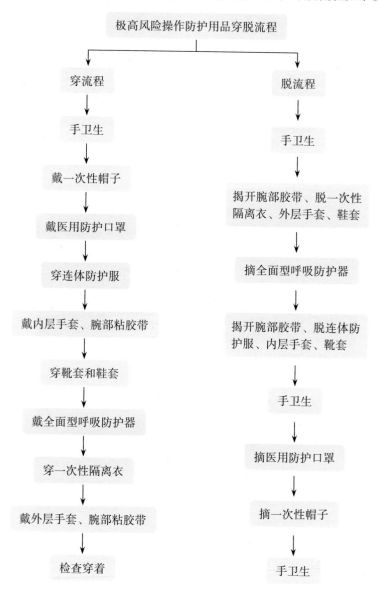

（四）全面型呼吸防护器穿脱流程

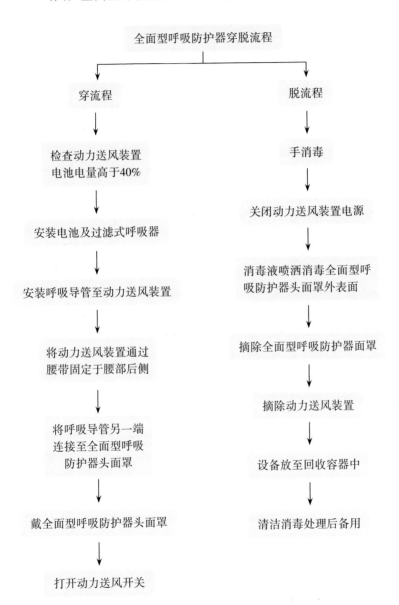

全面型呼吸防护器穿脱流程

穿流程 → 检查动力送风装置电池电量高于40% → 安装电池及过滤式呼吸器 → 安装呼吸导管至动力送风装置 → 将动力送风装置通过腰带固定于腰部后侧 → 将呼吸导管另一端连接至全面型呼吸防护器头面罩 → 戴全面型呼吸防护器头面罩 → 打开动力送风开关

脱流程 → 手消毒 → 关闭动力送风装置电源 → 消毒液喷洒消毒全面型呼吸防护器头面罩外表面 → 摘除全面型呼吸防护器面罩 → 摘除动力送风装置 → 设备放至回收容器中 → 清洁消毒处理后备用

（五）新型冠状病毒肺炎收治病区筛查医务人员防护流程

负责新型冠状病毒咽拭子筛查医务人员在为不同患者采集咽拭子标本之间应更换防护用品。当人数较多且上一位患者采集咽拭子时没有发生呛咳、喷嚏等分泌物喷溅时，可更换防护面屏及外层手套。

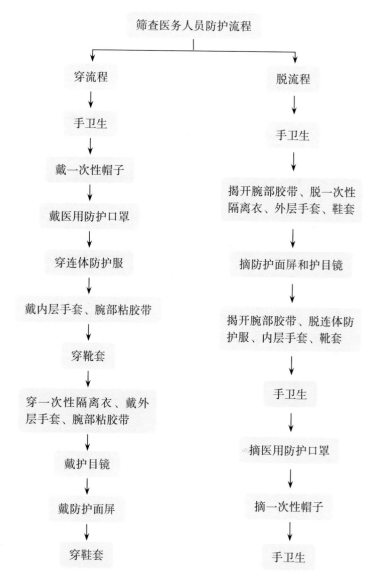

七、标本采集、转运、检验相关流程

（一）新型冠状病毒肺炎标本采集流程-咽拭子

根据感染风险确定标本采集地点

↓

| 新冠病房、新冠过渡病房：穿防护用品，流程同病区工作人员 | 低风险过渡病房：穿一次性隔离衣、戴医用防护口罩、防护面屏、双层乳胶手套 | 筛查门诊：穿连体防护服、戴防护口罩、防护面屏、双层乳胶手套、防水靴套 |

↓

| 床旁采集 | 单间床旁采集 | 室内单间单人采集 | 非密闭空间人与人之间距离在1米以上采集 |

↓

护士与病人沟通交流，讲解采集咽拭子的目的和意义，核对患者姓名、身份证号、咽拭子采样管的标记等是否一致

↓

护士准备采样管和自封袋，病人摘下口罩，与采样人员保持一定距离

↓

护士取出采样拭子，用聚丙烯纤维头的塑料杆拭子擦拭双侧咽扁桃体及咽后壁，迅速将拭子头浸入3ml病毒保存液的管中，高出采样管的部分折断，旋紧管盖

↓

75%酒精或2000mg/L含氯消毒剂擦拭采样管外表面后放入自封袋中，封好

↓

样本保存和转运要求：新鲜采集的临床标本应尽快检测，在2~8℃保存，24h内运送至实验室检测。24h内无法检测的放-70℃保存。标本直立放置在有支撑材料的转运桶内A类包装密闭转运

↓

| 新冠病房交接时：将自封袋外表面用消毒剂喷洒消毒后放到标本盒内，标本盒外用1000mg/L含氯消毒剂喷洒或擦拭消毒后放入转运箱，密闭送至实验室 | 过渡病房和筛查门诊交接时：将自封袋放到标本盒内，标本盒放入转运箱，密闭送至实验室 |

（二）新型冠状病毒肺炎标本采集流程

护士

↓

穿防护用品，流程同病区工作人员

↓

护士与病人沟通交流，讲解采血的目的和意义，核对患者姓名、身份证号、真空采血管和自封袋中的标记是否一致

↓

护士准备采血管和自封袋，为病人卷起衣袖，暴露穿刺部位，选择血管，系止血带，消毒皮肤、待干

↓

持针器上安装针头，穿刺，将真空采血管插入持针器内，取血

↓

拔出针头，以敷料粘贴穿刺部位。如果出血严重，须用加压止血卷并覆盖透明膜。针头直接置入锐器盒中。

↓

放入自封袋中，封好

↓   ↓

在病区污染端与临检中心或疾控处交接　　在筛查门诊门口与临检中心或疾控处交接

↓

交接时将自封袋外表面用消毒剂喷洒消毒后放到标本盒内，标本盒外面用1000mg/L含氯消毒剂喷洒或擦拭消毒

（三）临床检验实验室人员工作流程

取标本穿防护用品：手卫生→戴帽子→戴医用防护口罩→戴内层手套→穿隔离衣→戴外层手套

↓

取标本路线：在病区污染端与护士交接→经污染通道行至外环境→自实验室污染通道交接地点交接

发热筛查门诊取标本路线：在发热筛查门诊门口与护士交接→外环境→自实验室污染通道交接地点交接

↓

打开外包装

↓

实验员穿防护用品：手卫生→戴帽子→戴医用防护口罩→穿防护服→戴内层手套→腕部粘胶带→穿隔离衣→戴外层手套→腕部粘胶带→戴护目镜→穿靴套和鞋套

→ 取出标本

↓

实验区：检测 →

检测过程中，如果标本发生遗洒，则立即用含氯消毒粉直接覆盖，作用5~10min；或用含消毒成分的吸附干巾直接覆盖于遗洒标本上，作用15~20min，清理干净后，用1000mg/L含氯消毒剂擦拭

↓

污染区-潜在污染区：消毒外层手套→脱隔离衣、外层手套→脱鞋套→消毒内层手套→摘护目镜→手卫生

实验废弃物：高压蒸汽灭菌处理后放入双层黄色塑料袋密闭包装
感染性废液的处理：有效氯含量0.55%消毒剂浸泡至少30min后，排入污水处理

↓

潜在污染区-清洁区：消毒内层手套→脱防护服、内层手套、靴套→手卫生→摘口罩→脱帽子→手卫生

↓

医疗废物收集按本章十二（一）

↓

医疗废物处理按本章十二（二）

（四）标本转运人员工作流程

取标本穿防护用品：手卫生→戴帽子→戴医用防护口罩→戴内层手套→穿隔离衣→戴外层手套

↓

取标本路线：乘污梯→在病区污染端与护士交接→经污梯至外环境
发热筛查门诊取标本路线：在发热筛查门诊门口与护士交接→外环境

↓

经污染路线至实验室门口与实验人员交接

↓

打开外包装

↓

实验人员取出标本 ———→ 转运过程中，如果标本发生遗洒，则立即用含氯消毒粉直接覆盖，作用5~10min；或用含消毒成分的吸附干巾直接覆盖于遗洒标本上，作用15~20min，清理干净后，用1000mg/L含氯消毒剂擦拭

↓

用1000mg/L含氯消毒剂喷洒容器外表面 ←——— 实验人员消毒标本容器

↓

清洁标本容器放入转运箱

↓

全部标本转运结束后，于污染端消毒 ———→ 用1000mg/L含氯消毒剂喷洒容器外表面或擦拭

↓

脱防护用品：消毒外层手套→脱隔离衣、外层手套→手卫生→摘口罩→脱帽子→摘内层手套→手卫生

↓

结束工作

（五）病理实验室人员工作流程

取标本穿防护用品：手卫生→戴帽子→戴医用防护口罩→戴内层手套→穿隔离衣→戴外层手套

↓

取标本路线：在污染端与护士交接→经污染路线→病理科与实验人员交接

↓

打开外包装

实验室清洁区穿防护用品：手卫生→戴帽子→戴医用防护口罩→穿防护服→戴内层手套→穿隔离衣→戴外层手套→戴护目镜→穿靴套和鞋套 → 取出标本

实验区：检测

检测过程中，如果标本发生遗洒，则立即用含氯消毒粉直接覆盖，作用 5~10min；或用含消毒成分的吸附干巾直接覆盖于遗洒标本上，作用15~20min，清理干净后，用1000mg/L含氯消毒剂擦拭

↓

实验室门口：消毒外层手套→脱隔离衣、外层手套→脱鞋套→消毒内层手套→摘护目镜→手卫生

↓

潜在污染区：手卫生→脱防护服、内层手套、靴套→手卫生
临近清洁区：手卫生→摘医用防护口罩→摘帽子→手卫生

↓

工作结束

实验废弃物：高压蒸汽灭菌处理后放入双层黄色塑料袋密闭包装
感染性废液的处理：有效氯含量0.55%消毒剂浸泡至少30min后，排入污水处理

↓

医疗废物收集按本章十二（一）

↓

医疗废物处理按本章十二（二）

八、新型冠状病毒肺炎临床辅助检查工作流程（包括放射科、超声室、心电图及血液净化中心等）

（一）床旁检查工作流程

病区申请

↓

电话预约

↓

工作人员着工作服，走清洁路线至病区清洁端

↓

| 通过间：手卫生→帽子→医用防护口罩→防护服→戴手套→腕部粘胶带→穿工作鞋→穿靴套 病室缓冲间：穿一次性隔离衣→戴外层手套→腕部粘胶带→戴护目镜→穿鞋套 | 仪器 ↓ 透明塑料袋和保鲜膜覆盖表面和管路 |

↓

病房：影像、超声、心电图、CRRT等床旁操作

↓   ↓

病区外走廊   设备外表面：1000mg/L含氯消毒剂喷洒，作用30min

↓   ↓

脱防护用品，流程同病区工作人员：在病区指定位置：手卫生→揭开腕部胶带→脱外层隔离衣→脱外层手套→脱鞋套→手卫生→摘护目镜→手卫生

机器固定在收治病区使用，疫情结束后进行终末消毒

↓   ↓

在病室缓冲间脱内层防护用品，流程同病区工作人员：手卫生→揭开腕部胶带→脱防护服→脱内层手套→脱靴套→手卫生后摘医用防护口罩→摘帽子→手卫生

一次性用品：按医疗废物处理；精密或不耐腐蚀部分：75%酒精擦拭；其他：1000mg/L含氯消毒剂喷洒擦拭，作用30min；透析废水：等量1000mg/L含氯消毒剂混合作用30min，排入污水系统

↓   ↓

护目镜：用消毒湿巾擦拭后，放入双层黄色塑料袋，集中送供应室处理 其他防护用品：按照医疗废物处理，具体可参照本章十二（一）《新型冠状病毒肺炎医疗废物收集流程》

↓   ↓

储备间，备用   储备间，备用

（二）疑似/确诊新型冠状病毒肺炎患者外出去放射科

检查工作流程

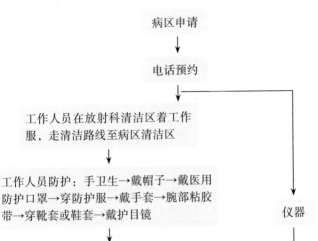

病区申请

↓

电话预约

↓

工作人员在放射科清洁区着工作服，走清洁路线至病区清洁区

↓

工作人员防护：手卫生→戴帽子→戴医用防护口罩→穿防护服→戴手套→腕部粘胶带→穿靴套或鞋套→戴护目镜

↓

穿戴好防护用品，工作人员进入拍片室

↓

患者穿一次性隔离衣，确诊患者戴外科口罩或医用防护口罩，疑似患者戴外科口罩，从病区污染端出病区，从外环境到放射科污染通道进入，进入拍片室，结束后患者原路返回

↓

工作结束，工作人员从后走廊进入潜在污染区，手卫生→摘护目镜→揭开腕部胶带→脱防护服→脱手套→脱鞋套或靴套→手卫生后摘医用防护口罩→摘帽子→手卫生

↓

护目镜：1000mg/L含氯消毒剂浸泡30min后，再用清水冲洗干净，晾干备用；其他防护用品：按照医疗废物处理，具体可参照本章十二（一）《新型冠状病毒肺炎医疗废物收集流程》

仪器

↓

透明塑料袋和保鲜膜覆盖表面和管路

↓

1000mg/L含氯消毒剂喷洒，作用30min后，去除覆盖物

↓

紫外线照射30min，覆盖面尽可能大

↓

一次性用品：按医疗废物处理；
精密或不耐腐蚀部分：75%酒精擦拭；
拍片室物表：1000mg/L含氯消毒剂喷洒擦拭，作用30min

九、新型冠状病毒肺炎收治病区物资运输人员工作流程

（一）运送清洁物品人员防护用品穿脱流程及行走路线

运送清洁物品科室：库房、药剂科、营养膳食科、图书情报室、供应室、洗衣房（下送清洁衣物）

↓

在工作区穿好防护用品：穿工作服、工作鞋→戴帽子→戴一次性医用外科口罩

↓

行走路线：清洁物资车走院内清洁路线→医务人员通道→医务人员电梯→科室清洁区交接

↓

交接完成后原路返回科室

（二）回收污染物品人员防护用品穿脱流程及行走路线

回收污染物品科室：供应室

在科室穿好防护用品，推污车下收：手卫生→戴帽子→戴医用防护口罩→内层手套→穿隔离衣→戴外层手套→戴护目镜→穿胶靴

行走路线：自病区污染端进行物资回收→经污染电梯→密闭运输至供应室

到达去污区，采用1000mg/L的含氯消毒剂对回收容器和防渗袋外表面进行喷雾消毒处理后，取出物品

密闭容器及车辆可采用1000mg/L的含氯消毒剂浸泡或擦拭消毒，作用30min，再用流动水冲洗或清水擦拭，干燥存放

脱防护用品：回到供应室污染端：消外层手套→脱隔离衣→摘外层手套→脱胶靴→摘内层手套→手卫生→护目镜→口罩→帽子→手卫生

胶鞋：1000mg/L含氯消毒剂擦拭；护目镜：用消毒湿巾擦拭后，1000mg/L含氯消毒剂浸泡消毒；其他防护用品：双层黄色塑料袋密闭，贴标识，1000mg/L含氯消毒剂喷洒外表面，密闭运送至高压蒸汽灭菌器消毒后按照医疗废物处置

十、新型冠状病毒肺炎收治病区维修人员工作流程

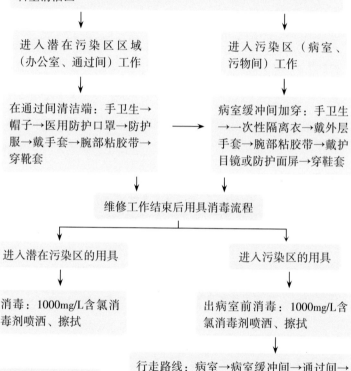

行走路线：院内清洁路线走廊→医务人员通道→医务人员电梯→科室清洁区

进入潜在污染区区域（办公室、通过间）工作

进入污染区（病室、污物间）工作

在通过间清洁端：手卫生→帽子→医用防护口罩→防护服→戴手套→腕部粘胶带→穿靴套

病室缓冲加穿：手卫生→一次性隔离衣→戴外层手套→腕部粘胶带→戴护目镜或防护面屏→穿鞋套

维修工作结束后用具消毒流程

进入潜在污染区的用具

进入污染区的用具

消毒：1000mg/L含氯消毒剂喷洒、擦拭

出病室前消毒：1000mg/L含氯消毒剂喷洒、擦拭

行走路线：病室→病室缓冲间→通过间→医务人员通道→医务人员电梯→返回科室

在病室通过间污染端脱防护用品：手卫生、脱防护服、内层手套、靴套、手卫生、摘医用防护口罩、摘帽子、手卫生

用具消毒：1000mg/L含氯消毒剂喷洒、擦拭

脱防护用品：在病区指定位置（污染区设置独立房间）手卫生、脱隔离衣、外层手套、脱鞋套、摘护目镜或防护面屏

护目镜：用消毒湿巾擦拭后，放入双层黄色塑料袋，送供应室集中处理

返回科室

十一、新型冠状病毒肺炎收治病区保洁人员工作流程

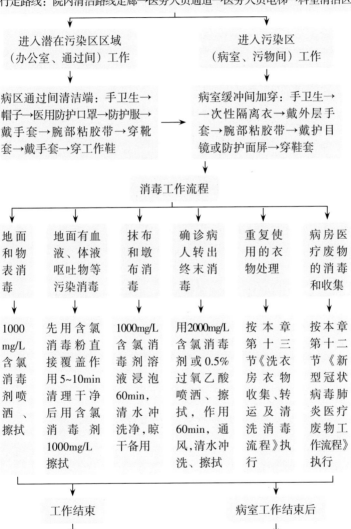

行走路线：院内清洁路线走廊→医务人员通道→医务人员电梯→科室清洁区

进入潜在污染区区域（办公室、通过间）工作

进入污染区（病室、污物间）工作

病区通过间清洁端：手卫生→帽子→医用防护口罩→防护服→戴手套→腕部粘胶带→穿靴套→戴手套→穿工作鞋

病室缓冲间加穿：手卫生→一次性隔离衣→戴外层手套→腕部粘胶带→戴护目镜或防护面屏→穿鞋套

消毒工作流程

地面和物表消毒	地面有血液、体液呕吐物等污染消毒	抹布和墩布消毒	确诊病人转出终末消毒	重复使用的衣物处理	病房医疗废物的消毒和收集
1000mg/L含氯消毒剂喷洒、擦拭	先用含氯消毒粉直接覆盖作用5~10min清理干净后用含氯消毒剂1000mg/L擦拭	1000mg/L含氯消毒剂溶液浸泡60min，清水冲洗净，晾干备用	用2000mg/L含氯消毒剂或0.5%过氧乙酸喷洒、擦拭，作用60min，通风，清水冲洗、擦拭	按本章第十三节《洗衣房衣物收集、转运及清洗消毒流程》执行	按本章第十二节《新型冠状病毒肺炎医疗废物工作流程》执行

工作结束

病室工作结束后

在病区通过间污染端脱内层防护用品：手卫生、脱防护服、内层手套、靴套、摘医用防护口罩、帽子、手卫生

脱防护用品：在病区指定位置（污染区设置独立房间）手卫生、脱隔离衣、外层手套、脱鞋套、手卫生、摘护目镜或防护面屏

十二、新型冠状病毒肺炎医疗废物工作流程

（一）新型冠状病毒肺炎医疗废物收集流程

病区护士穿好防护用品：手卫生→戴医用帽子→戴医用防护口罩→穿防护服→戴内层手套→粘腕部胶带→穿靴套→穿隔离衣→戴外层手套→粘腕部胶带→戴护目镜或防护面屏→穿鞋套

↓

隔离病区的医疗废物四分之三满时用双层医疗废物包装袋包装，用1000mg/L含氯消毒剂喷洒封口包装

↓

贴上标签：注明产生科室、时间、新冠医疗废物

↓

医疗废物包装袋外面用1000mg/L含氯消毒剂喷洒

↓

放入病区污染端密闭转运车中（严禁医疗废物直接放地面上）

↓

由专人负责医废的人员收集转运至医废暂存处或暂存点

（二）新型冠状病肺炎医疗废物转运流程

病区护士穿好防护用品：手卫生→戴医用帽子→戴医用防护口罩→穿防护服→戴内层手套→粘腕部胶带→穿靴套→穿隔离衣→戴外层手套→粘腕部胶带→戴护目镜或防护面屏→穿鞋套

↓

隔离病区的医疗废物四分之三满时用双层医疗废物包装袋包装封口

↓

贴上标签

↓

包装袋外面用1000mg/L含氯消毒剂喷洒

↓

放入病区污染端密闭转运车中（严禁医疗废物直接放地面上）

↓

由医疗废物暂存处人员转运

↓

转运车每次使用后用1000mg/L含氯消毒剂喷洒内外表面

（三）新型冠状病肺炎医疗废物转运流程

值班室穿防护用品：手卫生→戴医用帽子→戴医用防护口罩→戴内层手套→穿隔离衣→戴外层手套→粘腕部胶带→穿胶靴→戴护目镜或防护面屏→戴橡胶手套

↓

行走路线：值班室→病区污染端→收取污物→密闭转运车

↓

运送至医疗废物暂存处或暂存点，装入一次性耐压硬质纸箱内并密闭，密闭后禁止打开，纸箱表面写上新冠医废标识，和指定的医疗废物收运单位交接转运

↓

脱防护用品：手卫生→脱工作手套→消毒外层手套→揭开腕部胶带→脱隔离衣、外层手套→脱胶靴→脱内层手套→手卫生→摘护目镜或防护面屏→手卫生→摘口罩→摘帽子→手卫生

↓

胶靴：1000mg/L含氯消毒剂喷洒，备用
护目镜：用消毒湿巾擦拭后，放入双层黄色塑料袋，集中送供应室处理
其他防护用品：按医疗废物处理
转运车：1000mg/L含氯消毒剂喷洒擦拭消毒

十三、洗衣房衣物收集、转运及清洗消毒流程

隔离病区患者使用后衣物、床单、被罩等

↓

由病区值班人员做好相应防护至病房

↓

无肉眼可见污染物的布类织物，若需重复使用，采用1000mg/L含氯消毒剂浸泡30分钟，并使用双层塑料袋密闭包装，包装外层标签注明"新冠"感染，产生单位、产生日期、类别

↓

放入污染端污衣专用密闭转运箱内

↓

洗衣房专门负责回收污衣人员穿防护用品流程：手卫生→戴帽子→戴医用防护口罩→内层手套→穿隔离衣→戴外层手套→戴护目镜→穿胶靴

↓

由病区污染端运送至洗衣房污染端与外包洗涤公司交接，按照感染性织物处理

↓

脱防护用品：在洗衣房污染端→消毒外层手套→脱隔离衣→摘外层手套→脱胶靴→摘内层手套→手卫生→护目镜→口罩→帽子→手卫生

↓

胶鞋：1000mg/L含氯消毒剂擦拭
护目镜：用消毒湿巾擦拭后，1000mg/L含氯消毒剂浸泡消毒
其他防护用品：按照新冠医疗废物处置
转运车：1000mg/L含氯消毒剂喷洒擦拭消毒

十四、门诊、急诊接诊发热/疑似新型冠状病毒肺炎患者处置流程

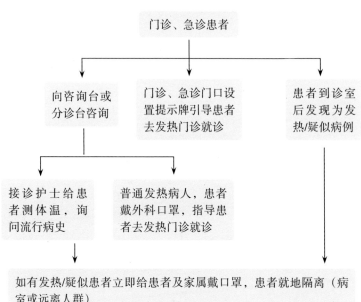

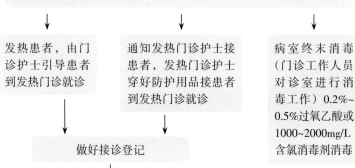

十五、疑似/确诊新型冠状病毒肺炎患者收治转运流程

外院转入或急救车直入患者（车辆由患者出入大门进入医院）

↓

发热门诊医务人员防护（一次性帽子、医用防护口罩、连体防护服、护目镜或防护面屏、隔离衣、靴套或鞋套、双层手套），引导患者至收治病区

↓

患者戴一次性外科口罩

↓

医院内环境→患者专用通道（电梯）→收治病区→病区内患者通道

↓

病室

↓

发热门诊护士通知消毒人员对污染通道进行消毒

↓

消毒人员防护

↓

0.2%~0.5%过氧乙酸或1000~2000mg/L含氯消毒剂消毒

发热门诊患者

↓

医务人员防护（一次性帽子、医用防护口罩、连体防护服、护目镜或防护面屏、隔离衣、靴套或鞋套、双层手套）

↓

患者戴一次性外科口罩

↓

发热筛查门诊出口

↓

医院内环境→患者专用通道（电梯）→收治病区→病区内患者通道

↓

病室

↓

发热筛查门诊护士通知消毒人员对污染通道进行消毒

↓

消毒人员防护

↓

0.2%~0.5%过氧乙酸或1000~2000mg/L含氯消毒剂消毒

十六、疑似/确诊新型冠状病毒肺炎患者出院/转科流程

院内转科（排除患者转到普通科室）

↓

联系收治病区

↓

患者（戴外科口罩）自病室经新型冠状病毒肺炎患者专用通道乘坐患者专用电梯

↓

医院内环境

↓

患者行走路线，患者电梯

↓

收治病区

院内转科（普通科室、疑似病区转到新冠收治病区）

↓

联系收治病区，收治病区医务人员来科室接患者

↓

接患者的医务人员防护（一次性帽子、医用防护口罩、连体防护服、隔离衣、护目镜、双层手套、靴套或鞋套）

↓

疑似患者戴医用防护口罩/外科口罩，确诊患者戴医用防护口罩

↓

新型冠状病毒肺炎患者专用通道

↓

新型冠状病毒肺炎患者专用电梯

↓

外环境

↓

新型冠状病毒肺炎病区污染端经患者通道进入病室

↓

收治病区通知消毒人员对污染通道进行消毒

↓

消毒人员防护

↓

0.2%~0.5%过氧乙酸或1000~2000mg/L含氯消毒剂消毒，用量以地面喷湿为准

疑似/确诊患者出院

↓

疑似患者排除或确诊患者治愈出院

↓

患者戴一次性外科口罩/医用口罩

↓

病区患者专用通道

↓

病区污染端

↓

新型冠状病毒肺炎患者专用电梯和通道

↓

外环境

↓

离开医院

十七、新型冠状病毒肺炎尸体转运处理流程

尸体处理：0.5%过氧乙酸溶液浸湿的布单严密包裹，口、鼻、耳、肛门、阴道用浸过0.5%过氧乙酸溶液的棉球堵塞，包裹后放置在双层黄色防渗漏的尸体袋中，尽快火化

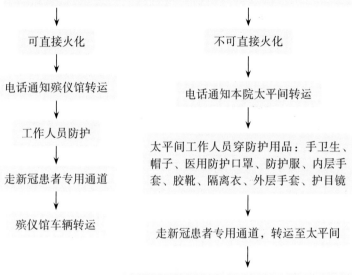

可直接火化

电话通知殡仪馆转运

工作人员防护

走新冠患者专用通道

殡仪馆车辆转运

不可直接火化

电话通知本院太平间转运

太平间工作人员穿防护用品：手卫生、帽子、医用防护口罩、防护服、内层手套、胶靴、隔离衣、外层手套、护目镜

走新冠患者专用通道，转运至太平间

转运尸体的通道如是密闭的空间（如电梯等），转运后用1000mg/L含氯消毒剂喷洒或擦拭消毒

脱防护用品：手卫生、脱隔离衣、外层手套、脱胶靴、手卫生、摘护目镜、手卫生、脱防护服、内层手套、手卫生、摘口罩、摘帽子、手卫生

胶靴：1000mg/L含氯消毒剂喷洒或擦拭消毒
护目镜：用消毒湿巾擦拭后，放入双层黄色塑料袋，集中送供应室处理
其他防护用品：按新冠患者医疗废物处理
转运平车：1000mg/L含氯消毒剂喷洒或擦拭消毒

十八、职业暴露相关工作流程

（一）常规职业暴露处置流程

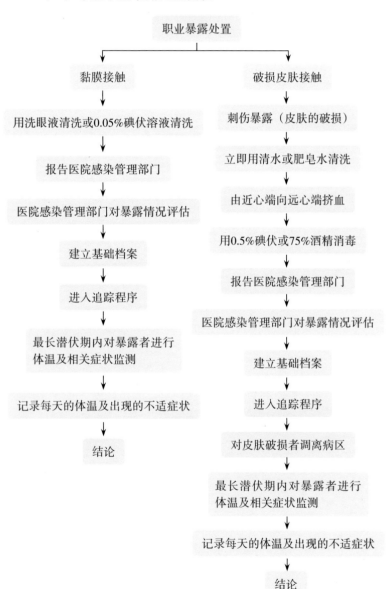

（二）收治新型冠状病毒肺炎病人病区职业暴露处置流程

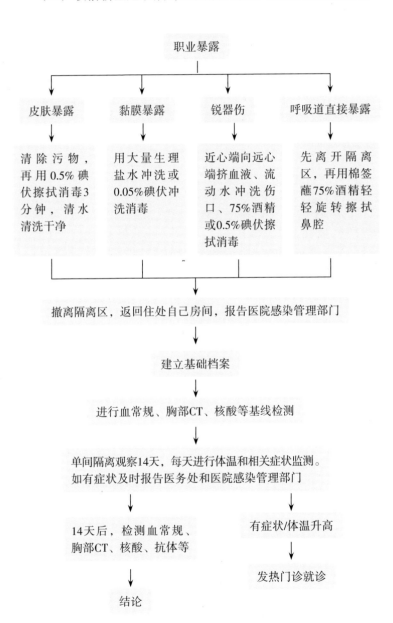

（三）新型冠状病毒肺炎收治病区医务人员发生暴露风险评估处置流程

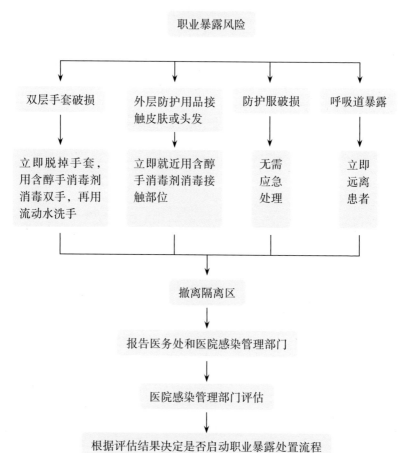

十九、新型冠状病毒肺炎流行期间职工监测流程

(一) 全院职工旅居史及发热情况报告处置流程

临床、医技、管理、后勤各科室及外包人员确定1名职工旅居史及发热情况监督员

↓

监督员每日汇总统计全科职工近24h旅居史及发热情况

↓

监督员每日17:00前通过问卷星电子版问卷填写"各科室职工旅居史及发热情况报告表"并提交,对填报内容真实性负责

↓

医院感染管理部门每日汇总全院提交报告表

↓

对有旅居史、感染相关症状体征的职工进一步询问情况　　未上报科室联系督促上报

↓　　　　　　　　　　　　　　　　　　　↓

联系医务处、护理部、疾控处等部门负责后续处置　　督促仍不报科室院内通报

（二）收治病区工作人员监测及医学观察流程

收治病区将工作人员名单按职业类别报告至医院感染管理部门

↓

每日评估近24h内本人是否发生非防护/防护不到位状态下与感染者或疑似病例密切接触情况、感染症状体征（发热、咳嗽、腹泻、呼吸困难等）

↓

每人每日通过问卷星电子版问卷填写"新型冠状病毒感染患者收治病区工作人员发热情况日报表"并提交，对填报内容真实性负责，如发生密切接触或出现感染相关症状体征，立即联系医院感染管理部门

↓

医院感染管理部门负责填写管理记录表，记录提问，并询问有无临床症状

↓

观察天数（最长潜伏期），如无任何症状，则解除医学观察

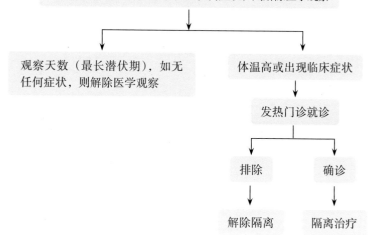

（三）新型冠状病毒肺炎密切接触者流行病学调查一览表

姓名	科室	性别	年龄	职业	详细住址 (联系电话)	接触类型	接触病例 时间	最后接触 时间	接触频率	接触地点	接触方式	备注

调查日期：

调查人员：

注：1. 接触病例类型：（1）疑似病例　（2）确诊病例
　　2. 接触地点：（1）家中　（2）医疗机构　（3）工作单位　（4）其他
　　3. 接触频率：（1）每天　（2）数次（写明日期或日期范围）　（3）仅一次
　　4. 接触方式（多选）：（1）共餐　（2）同室　（3）同病区　（4）公用生活用品　（5）分泌物、排泄物等
　　（6）诊治、护理　（7）探视　（8）陪护　（9）其他

（四）新型冠状病毒肺炎密切接触者管理记录表　　　编号

密接姓名：　　　　　性别：　　　　年龄：　　　岁（月），联系电话：
现住址：　　　　　　　　　　接触何种病例：
最后接触时间：　　　年　　月　　日　　随访人员：

日期	体温℃	临床症状	处置情况	随访人签名

说明：1. 本表由医院感染管理部门负责填写；
2. 管理记录自密切接触者最后一次暴露开始，随访天数（最长潜伏期）；
3. 监测频率为每天早晚各一次；
4. 可能出现的临床症状包括高热、畏寒、乏力、头痛、肌痛、咽痛、恶心、呕吐、腹痛、腹泻、皮疹等；
5. 解除医学观察，判定疑似或确诊填写在"处置情况"；
6. 如遇问题及时上报。

二十、手术患者术前筛查流程及手术流程

(一) 择期手术患者入院筛查流程

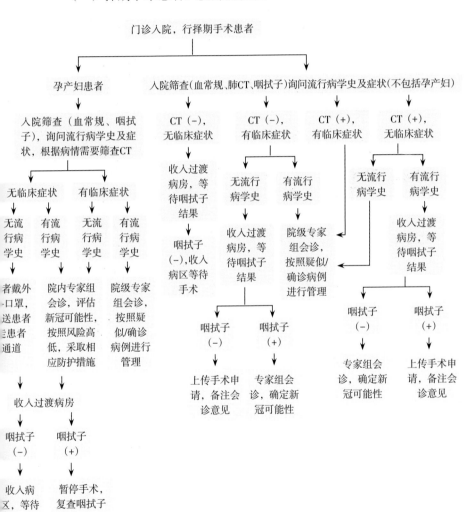

（二）急诊手术患者入院筛查流程

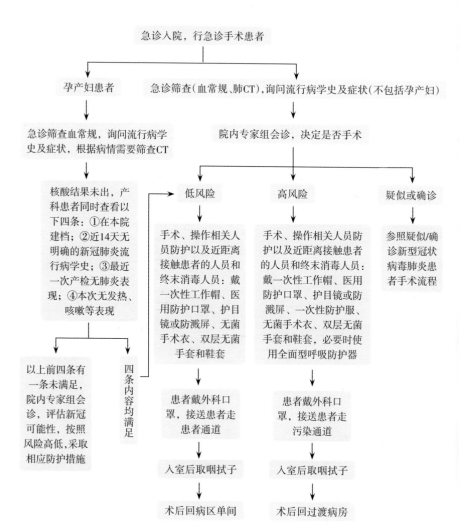

（三）疑似/确诊新型冠状病毒肺炎患者手术流程

手术治疗患者（评估为确诊或疑似新冠患者）

- 医务人员防护（帽子、医用防护口罩，连体防护服，护目镜，隔离衣，双层手套，靴套或鞋套）接送患者
- 患者戴一次性外科口罩，术前、术后转运新冠患者，行走西侧污染电梯，并在负压手术室进行手术

手术室人员对患者行走路线进行消毒，1000~2000mg/L含氯消毒剂消毒，用量以地面喷湿为准，包括电梯

（其他手术人员）

手术人员：手卫生→戴帽子→戴医用防护口罩→穿连体防护服→戴内层手套→腕部粘胶带→穿工作鞋及靴套→手卫生后穿一次性手术衣→戴护目镜→戴护外层手套→腕部粘胶带→穿鞋套

（插管人员）

手术人员：手卫生→戴帽子→戴医用防护口罩→穿连体防护服→戴内层手套→腕部粘胶带→穿工作鞋及靴套→手卫生后戴全面型呼吸防护器→穿一次性手术衣及内层手套→腕部粘胶带→穿靴套

手术结束后，麻醉科拆卸人员做好防护（帽子、医用防护口罩、连体防护、护目镜、双层手套、靴套、鞋套），进行拆卸，送供应室集中处理

手术结束后手术室人员在离病区缓冲间：手卫生→揭开腕部胶带→脱一次性手术衣及外层手套→脱鞋套→摘护目镜→手卫生
通过间：手卫生→揭开腕部胶带→脱防护服及内层手套→摘医用防护口罩→摘一次性帽子→手卫生

手术结束后手术室人员在离病区缓冲间：手卫生→揭开腕部胶带→脱一次性手术衣及外层手套→摘全面型呼吸防护器→脱鞋套→脱靴套→手卫生
通过间：手卫生→揭开腕部胶带→脱防护服及内层手套及手卫生→摘医用防护口罩→摘一次性帽子→手卫生

术后器械使用1000mg/L的含氯消毒液浸泡30~60min后，双层黄色塑料袋扎紧，外标识，电话通知供应室及时收取，集中处理

手术间使用过氧化物类消毒剂密闭消毒1小时后，开启层流与通风。精密或不耐腐蚀部分：75%酒精擦拭。地面及物体表面使用1000mg/L的含氯消毒剂终末消毒，作用30min；有血液、体液等污染的物表，使用5000mg/L含氯消毒剂处理。接送患者平车使用1000mg/L的含氯消毒剂终末消毒

二十一、过渡病房感控工作流程

（一）过渡病房患者收治感控动线流程

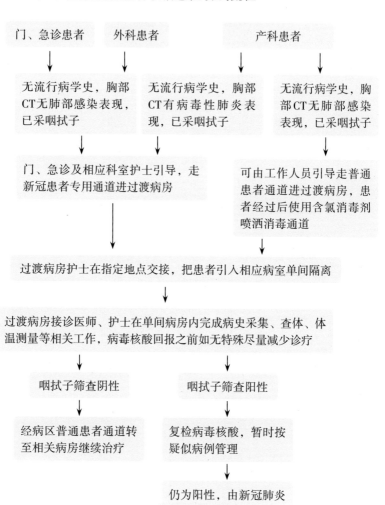

（二）过渡病房防护流程

过渡病房全体工作人员（含医护、保洁及其他进入过渡病房的工作人员）

↓

严格落实标准预防措施，常规防护用品：工作服、工作鞋、外科口罩、一次性帽子。问病史时，保持至少1米距离；抽血时，让患者头转向对侧；严格落实手卫生

↓　　　　　　　　　　　　　　↓

接触患者血液、体液的一般操作，常规防护基础上加戴防护面屏、手套

高风险操作时，如下三腔两囊管、吸痰、锁骨下静脉穿刺、颈内静脉穿刺等，穿防护服、戴医用防护口罩、戴护目镜或防护面屏

（三）过渡病房环境清洁消毒流程

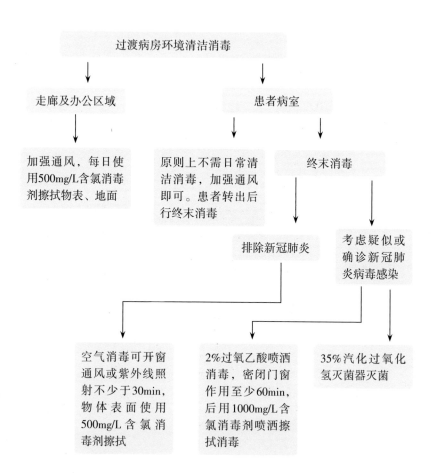

二十二、新型冠状病毒肺炎出院患者随访流程

新型冠状病毒肺炎出院患者随访

↓

医院在患者出院时为其安排好出院2~4周
后的复诊计划，并预约好第一次复诊时间

↓

电话通知随访时间、随访门诊位置及检查项目，
如血常规、血生化、氧饱和度、胸部CT、咽拭
子等，并告知注意事项，如戴口罩、空腹等

↓

随访患者按规定时间到医院指定的随访门诊进行随访

↓

患者签署知情同意书，医生询问病情并开具医
嘱化验检查单（血常规、血生化等，必要时查
咽拭子病毒核酸），有肺炎的患者，查胸部CT

↓

患者至指定区域进行实验室检测标本采集及胸部CT
检查，医院规定相对独立的空间、人员安排及时段
安排用于复诊患者检查，相应人员按要求做好防护

↓

医生与随访患者约定解读检查结果的时间
与方式，如需继续随访，约定复诊时间

二十三、出院新型冠状病毒肺炎患者门诊复查B超工作流程

门诊提出检查申请

↓

工作人员在指定地点接患者

↓ → 室内空气消毒

工作人员走清洁路线到病区清洁区

↓

工作人员防护：手卫生→帽子→医用防护口罩→防护服→戴双层乳胶手套→腕部粘胶带→戴护目镜/防护面屏→穿靴套

↓

穿戴好防护用品，工作人员从清洁区进入检查室

↓

患者戴外科口罩，走新冠专用通道进入到B超检查室，检查结束后患者原路离开。

↓

工作结束，工作人员到指定地点脱防护用品，消毒手套→摘护目镜/防护面屏→揭开腕部胶带→脱防护服、手套和靴套→手卫生后摘医用防护口罩→摘帽子→手卫生

↓

护目镜：1000mg/L含氯消毒剂浸泡30min后，再用清水冲洗干净，晾干备用；
其他防护用品：双层黄色塑料袋密闭包装，贴标识，1000mg/L含氯消毒剂喷洒外表面，密闭运送至高压蒸汽灭菌器消毒后按照医疗废物处置

仪器表面/物表消毒

↓

每天工作结束后1000mg/L含氯消毒剂擦拭外表面，作用30min 后，用清水擦拭干净。

↓

不能耐受含氯消毒剂仪器表面用75%酒精擦拭消毒。

↓

检查室物表：1000mg/L含氯消毒剂喷洒擦拭，作用30min；

↓

一次性用品：按医疗废物处理

空气净化或消毒方法：
1. 层流净化空气：工作开始前，提前30min开启层流，工作结束后，继续层流净化≥30min。
2. 浓度2%过氧乙酸喷雾消毒
3. 汽化过氧化氢消毒机消毒（35%过氧化氢）
4. 紫外线照射消毒

注：每日工作结束后需对室内空气和物表进行终末消毒，检查过程中若是患者发生呛咳等情况，产生分泌物喷溅时，应对室内空气和物表进行消毒处理，医务人员更换防护用品。

二十四、出院新型冠状病毒肺炎患者门诊复查心肺功能工作流程

门诊提出检查申请

↓

工作人员在指定地点接患者 ————→ 室内空气消毒

↓

工作人员走清洁路线到病区清洁区

↓

工作人员防护：手卫生→帽子→医用防护口罩→防护服→戴内层手套→穿靴套→穿隔离衣→戴外层手套→戴护目镜/防护面屏→穿鞋套

↓

穿戴好防护用品，工作人员清洁区进入检查室

↓

患者戴外科口罩，走新冠专用通道进入到B超检查室，检查结束后患者原路离开。

↓

工作结束，工作人员在指定位置消毒手套、脱外层隔离衣、外层手套、摘外层口罩、脱鞋套、摘护目镜/防护面屏

↓

在通过间脱内层防护用品：手卫生、脱防护服、内层手套、靴套、手卫生、摘医用防护口罩、帽子、手卫生。

↓

护目镜：1000mg/L含氯消毒剂浸泡30min后，再用清水冲洗干净，晾干备用；
其他防护用品：双层黄色塑料袋密闭包装，贴标识，1000mg/L含氯消毒剂喷洒外表面，密闭运送至高压蒸汽灭菌器消毒后按照医疗废物处置

仪器表面/物表消毒

↓

每天工作结束后1000mg/L含氯消毒剂擦拭外表面，作用30min后，用清水擦拭干净。

↓

不能耐受含氯消毒剂仪器表面用75%酒精擦拭消毒。

↓

检查室物表：1000mg/L含氯消毒剂喷洒擦拭，作用30min；

↓

一次性用品：按医疗废物处理

空气净化或消毒方法：
1. 层流净化空气：工作开始前，提前30min开启层流，工作结束后，继续层流净化≥30min。
2. 浓度2%过氧乙酸喷雾消毒
3. 汽化过氧化氢消毒机消毒（35%过氧化氢）
4. 紫外线照射消毒

注：1. 每位患者之间更换防护面屏及外层手套，有分泌物喷溅时同时更换隔离衣。
2. 每日工作结束后对室内空气和物表进行终末消毒，检查过程中若是患者发生呛咳等情况，产生分泌物喷溅时，应对室内空气和物表进行消毒处理。

二十五、定点收治医疗机构常见建筑布局、分区及动线

（一）常见情况一：建筑布局、分区及动线

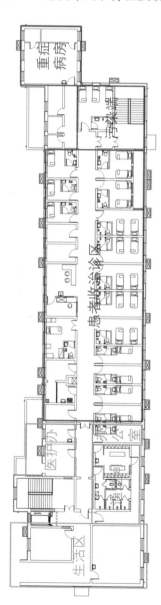

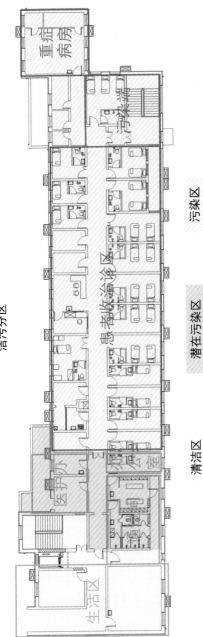

医务人员进出病区动线及防护用品穿脱流程

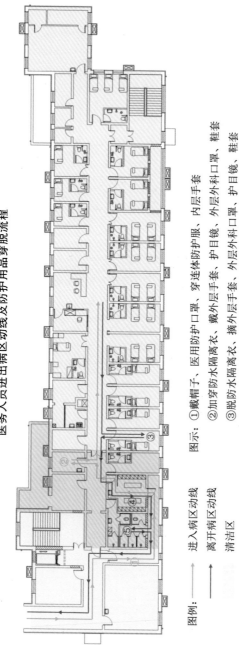

图示：①戴帽子、医用防护口罩、穿连体防护服、内层手套

②加穿防水隔离衣、戴外层手套、护目镜、外层外科口罩、鞋套

③脱防水隔离衣、摘外层手套、外层外科口罩、护目镜、鞋套

④脱连体防护服、摘内层手套、医用防护口罩、帽子

⑤淋浴更衣

图例：

——→ 进入病区动线

——→ 离开病区动线

清洁区

潜在污染区

污染区

污物转运路线

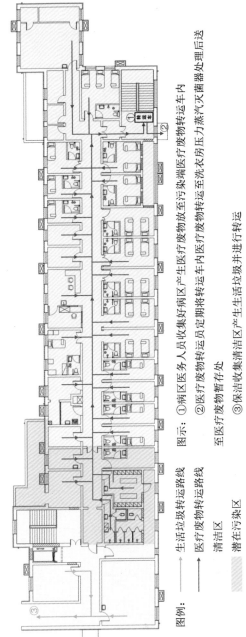

图示：①病区医务人员收集好病区产生医疗废物放至污染端医疗废物转运车内

②医疗废物转运员定期将转运车内医疗废物转运至洗衣房压力蒸汽灭菌器处理后送至医疗废物暂存处

③保洁收集清洁区产生生活垃圾并进行转运

图例：　生活垃圾转运路线

　　　　医疗废物转运路线

　　　　清洁区

　　　　潜在污染区

　　　　污染区

（二）常见情况二：建筑布局、分区及动线

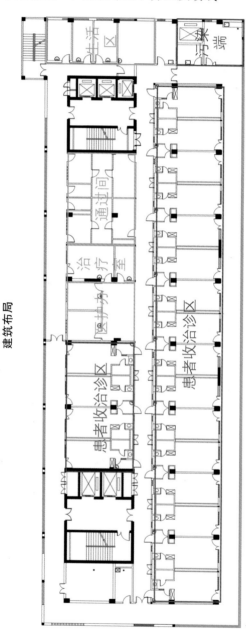

建筑布局

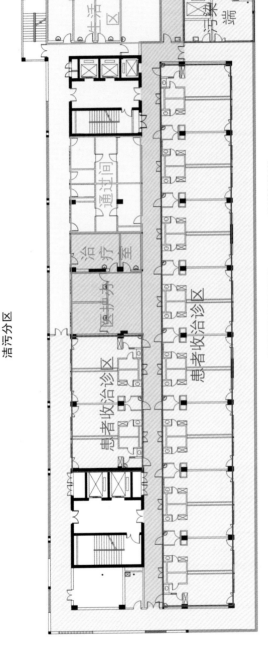

医务人员进出病区动线及防护用品穿脱流程

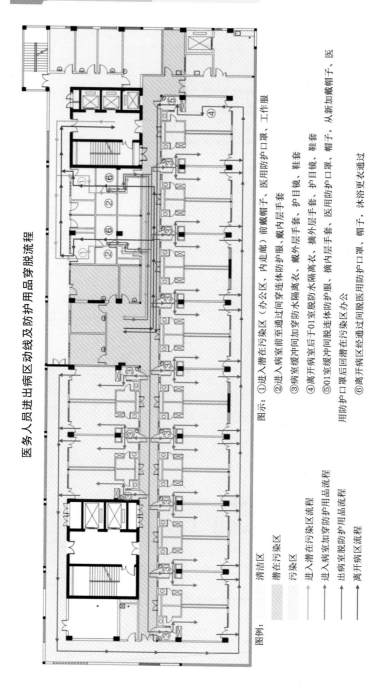

图示：①进入潜在污染区（办公区、内走廊）前戴帽子、医用防护口罩、工作服

②进入病室前至通过间穿连体防护服、戴内层手套

③病室缓冲间加穿防水隔离衣、戴外层手套、护目镜、鞋套

④离开病室后于01室脱防水隔离衣、摘外层手套、护目镜、鞋套

⑤01室缓冲间脱连体防护服、摘内层手套、医用防护口罩

用防护口罩后回潜在污染区办公

⑥离开病区经通过间脱医用防护口罩、帽子、沐浴更衣通过

图例：

清洁区

潜在污染区

污染区

进入潜在污染区流程

进入病室加穿防护用品流程

出病室脱防护用品流程

离开病区流程

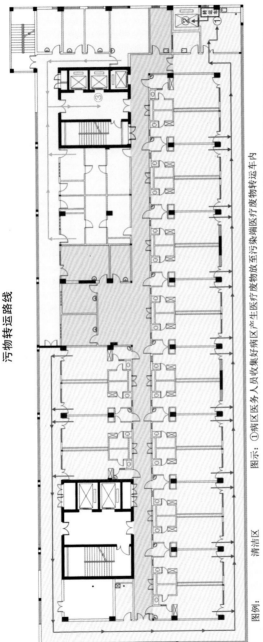

污物转运路线

图示：①病区医务人员收集好病区产生医疗废物放至污染端医疗废物转运车内
②医疗废物转运员定期将转运车内医疗废物转运至医疗废物暂存处
③保洁收集清洁区产生生活垃圾并进行转运

洗衣房压力蒸汽灭菌器处理后送至医疗废物暂存处

图例：
清洁区
潜在污染区
污染区
→ 医疗废物转运路线
→ 生活垃圾转运路线